心理危机康复处方

Prescription for Psychological Crisis Rehabilitation

于恩彦　　叶祥明◎主编

ZHEJIANG UNIVERSITY PRESS
浙江大学出版社
·杭州·

浙江省康复医学会科研资金支持

《心理危机康复处方》

编委会

前 言

FOREWORD

小刘，40岁，公司破产，妻子外遇，两个孩子也被妻子带出了国，自己体检还发现肺部有肿瘤，这些事一股脑儿地在短短的一个月内发生，他失望、焦虑、恐惧、愤恨的情绪不断加剧，尤其在得知自己的两个孩子都选择与前妻一起生活时，他绝望了，感到非常孤独，有种被抛弃的感觉，极端情绪下服下了整瓶安眠药，期望自己永远不要醒来……

"你不要怕，你很年轻，相信自己，一切都可以从头再来。"小刘妈妈坐在医院的病床边，一边流泪一边搂着刚刚被抢救回来的小刘。小刘看到妈妈眼里的泪水，羞愧地把头转向了另一边。从小到大，他一切都很顺利，从来都没有遇到过什么大事。然而这一次，他倒下了，他感到自己很失败、很无能、很无助、很孤独。他说，这次经历的创伤，疾病是原因之一，但更大的是心理创伤。

突如其来的变故，让人措手不及；接二连三的打击，让他难以承受。正如有人所说，"时代的一粒灰，落在个人头上，就是一座山"。罹患重大疾病、配偶外遇、家人突然离世、公司破产、传染病流行、地震、洪水、海啸来袭等突发危机事件，对每个人来说就是如山一样的压力。在巨大的压力下，人可能会产生一系列心理生理反应,认知、情感和行为发生改变。

此时,心理康复对于心理创伤修复尤为重要,哪怕是一句安慰的话、一个拥抱,都可以给人以温暖。各种心理康复的方法可以有效缓解心理压力,增强人们与突发危机事件抗争的力量,从而使人走出阴霾,重见黎明的曙光。

突发危机事件给人带来巨大的压力,但人不应被其打垮,而这些经历应成为促使人们相爱和关爱自己的契机,为人们提供学会化解压力从而实现成长的机会。面对处于心理危机状态者,如何使他们尽快摆脱困境、释放压力、恢复健康,是我们心理卫生工作者义不容辞的责任。因此,我们决定编写一本科普图书,为需要帮助的人们提供指导,为大众的心理健康贡献我们的绵薄之力。

本书力求以轻松活泼、通俗易懂的语言,向大众介绍面对突发危机事件时常出现的心理问题及相应的缓解方法。对于每一个常见问题,我们都会以一个生动的案例展开,并对案例进行专业性分析,然后给出实用的心理处方。为了增强可读性,书中还包括一些名人名言与健康小贴士。全书共总结了50个问题,其中问题1~3主要介绍心理危机的一般知识,问题4~36重点介绍心理危机的处理方法,问题37~38主要介绍心理检测的相关知识,问题39~50重点介绍心理干预技术。希望本书能成为大众心理自助的帮手,减轻各种突发危机事件给人们带来的心理压力,提高心理免疫力,为其恢复心理健康提供帮助。

虽然我们已对书中的内容进行反复修改与润色,但限于我们的专业水平,欠妥或错误之处在所难免,在心理问题的选择和分析上也可能是观风一羽、轻虑浅谋,敬请读者指正。

　　本书在编写过程中，得到了很多专家的大力支持，尤其要感谢浙江大学出版社张鸽老师的大力支持和帮助，感谢刘志宏、王鹤秋、唐伟、谭忠林、禹海航、朱利明等心理专家提供的案例，感谢在本书编写过程中付出心血与努力的各位编者，还要感谢浙江省康复医学会科研基金的支持，在此一并致以最真挚的敬意！

　　心理健康是健康的基石。愿我们身心健康，满怀希望，迎接明天！

于恩彦　　叶祥明

二〇二四年十二月于杭州

目 录
CONTENTS

1

心理危机康复的必经之路是什么？

【案例链接】

生活中，心理危机无处不在：

小学生俊俊被同学校园霸凌，他该如何减轻内心的恐惧和不安？

大学生婷婷的亲人突然离世，她该如何抚平自己的心理创伤？

小林突然被公司裁员，他该如何面对失业心理危机？

浩浩的家庭突然遭遇天灾人祸，他该如何应对家庭变故？

小美和丈夫因感情不合而离婚，她该如何处理亲密关系破裂所产生的丧失感？

王大妈意外发现患宫颈癌晚期，她该如何缓解强烈的死亡焦虑？

突如其来的自然灾害、令人恐惧的瘟疫、可怕的战争……巨大的现实冲击导致的严重心理损伤，我们该如何抚平，以恢复心理健康?

正如斯科特·派克在《少有人走的路》中所写:"人生苦难重重……心智成熟的旅程是一项既复杂又艰巨的任务,而且是毕生的任务。"这是一个人人渴望救赎的时代,因为心理危机无处不在,很多人体验过空前的压抑与焦虑、迷茫与孤独。

【答疑解惑】

问题1:什么是心理危机?

心理危机是指当事人因突然遭受严重的灾难、重大生活事件的伤害或过度强烈的精神压力,生活状况发生明显的变化,尤其是出现了超出自己的生活条件、知识和经验且难以克服的困难,以至于陷入痛苦、不安的状态,常伴有绝望、麻木不仁、焦虑,以及躯体症状和行为障碍等。

问题2:常见的心理危机有哪些类型?

常见的心理危机一般分为三种类型。

(1)**发展性危机**:又称内源性危机,指个体在正常成长和发展过程中的急剧变化或转变所导致的异常反应。如:有先天性缺陷孩子的出生、中年生活巨大改变、子女离家、婚姻危机、下岗失业、退休、配偶离去等。

当一个人从某一个正常状态转入一个不良状态时,他原有的行为和能力不足以适应新状态,这种转变常常会使其行为和情绪处于混乱无序状态。

(2)**境遇性危机**:也称外源性危机,指由外部事件引起的危机,主要指当发生罕见或超常事件且个体无法预测和控制时出现的危机。个体在面对一些重大创伤事件时会出现心理应激状态,如地震、火灾、海啸、交通事故、被绑架、亲人意外死亡等突发事件。

（3）存在性危机：指伴随重要的人生问题，如关于人生目的、责任、独立性、自由和承诺等，出现的内部冲突和焦虑。存在性危机可以基于现实，也可以源自内心的后悔，还可以是一种压倒性的持续空虚、无意义感。例如：一个25岁的年轻人怀疑自己独立生存的能力；一个40岁的中年人觉得自己没有任何人生成就，认为自己的生活没有意义；一个65岁的老年人觉得很孤独……

问题3：心理危机的发展过程分哪几个阶段？

心理危机的发展过程一般分4个阶段。

（1）冲击期：心理反应发生在危机事件暴发当时或不久之后，人们感到震惊、恐慌、不知所措等。

（2）防御期：主要表现为人们想恢复心理平衡，控制焦虑和情绪紊乱，恢复受损的认知功能，但不知如何应对，会出现对不平衡心理的否认或对其加以合理化等反应。

（3）解决期：人们在此阶段会积极采取各种方法接受现实，寻求各种资源，想方设法努力解决问题，减轻焦虑，增加自信，恢复社会功能。

（4）成长期：是比较好的发展方向，人们经历危机后在心理上变得更加成熟，并获得了应对危机的技巧。有些人会进入成长期，但有些人仍会消极地应对危机事件，从而出现种种不适应的情绪和行为反应。

问题4：心理危机康复的核心是什么？

心理危机的内核其实是丧失自我控制感。在出现心理危机时，人们常常体验到失控感。当一个人觉得他的学习、工作、人际交往、健康等都没办法控制时，焦虑、恐惧、沮丧、无力等负面情绪会随之而来，也会对生活失去勇气和信心。

心理危机康复的自助方法可参阅本书后续内容。这些自助方法可以很好地帮助缓解心理危机带来的负面情绪,恢复对生活的控制感,进而增强面对困难的信心和勇气,最终实现心灵疗愈。

♥ 小贴士

心理危机干预的技巧

一、良好沟通,建立和谐关系

(1)不要有恐惧心理。

(2)不要有成见。

(3)相互扶持。

(4)感受痛苦,发泄情感。

(5)正视现实,挺住意味着一切。

二、精神上给予强而有力的支持

(1)主动倾听并热情关注。

(2)提供宣泄的机会,让当事者将自己内心情感表达出来。常用催眠暗示、放松疗法等。

三、建立新的社会交往网络

(1)与普通健康人一起工作。

(2)与其他危机当事者共处。

(3)减少孤独和隔离。

(4)脱离应激性环境。

四、有效调动社会支持系统

(1)家庭。

(2)社区、单位等。

(于恩彦　邢丽丽)

2

知己知彼,百战不殆。
感染了流感病毒怎么办?

【案例链接】

金女士是一名公务员,老伴早年去世,儿子儿媳在外地工作,她一人独自居住在城里。她平时身体很好,连感冒都很少,还经常参加社区活动、志愿者活动,有时也参加野外徒步活动等。这年,流感暴发,她尽量少出门,如果出门也一定会戴口罩。除日常工作和生活外,她还每天看新闻。然而,看到新闻上说各大医院人满为患,这让她既担忧又着急。

有时,金女士还半夜起来看新闻,可是越看越睡不着觉,越看越焦虑。她这两天有点咳嗽,测体温37.2℃,怀疑自己是不是感染了流感病毒?想去医院检查,又担心在医院交叉感染。所以她决定先按普通感冒处理,多喝热水,观察两天再说。之后,咳嗽很快好了,按理应该放心了,可是她还是整天忧心忡忡,坐立不安,难以入眠,担心自己下次真的会被感染。

她好想知道自己为何这么紧张?应该怎么办?

【答疑解惑】

金女士没有去过医院等流感病例聚集的地方,平时接触的人也少,再者防护措施也做得很到位。因此,感染流感病毒的概率很低。经综合分析认为,金女士是过于紧张,加之正值更年期,考虑为应激反应导致的焦虑情绪。

金女士早年丧夫,儿子儿媳又长年在外地,独自一人生活,难免孤独。处于更年期的人易发生情绪不稳、敏感、多疑、神经质、易激惹、抑郁等。此时最需要有人陪伴,尤其是亲人的陪伴。但金女士恰恰缺少这些条件,导致她内心的苦闷无法排解。平时,她可以通过替代的防御机制宣泄自己的负面情绪,比如参加社区活动、爬山等,所以不会有明显的问题。但当这些活动暂停,她发泄的途径被切断后,负面情绪在心头积聚,容易产生现实焦虑。此时,她应该通过其他途径去化解这种焦虑,维持身心健康。

【心理处方】

1. **了解流感,知晓其主要临床症状,有助于缓解压力**。流感是流行性感冒的简称,是由流感病毒引起的一种急性呼吸道疾病,一般在冬春季多见,急性起病,患者在前驱期有乏力症状,很快出现高热(体温可达39~40℃)、畏寒、寒战、头痛、全身肌肉酸痛等全身症状,鼻塞、流涕、咽痛、干咳等呼吸道症状一般较轻。而普通感冒一般缓慢起病,呼吸道症状较明显,如流涕、咳嗽、咽痛、胸闷或者低热等,全身症状一般较轻。

2. **了解自己的情绪状态,做出适当的处理**。可以在家做一些简单的心理测试,例如焦虑自评量表(SAS)和抑郁自评量表(SDS)等。如果是轻度的焦虑或抑郁,则经过适当的调整可以缓解,不必过于担心。如果提示中重度焦虑或抑郁,则应在做好防护的基础上及时前往专业的精神科或心理科就诊，必要时服用药物。

3.接纳和宣泄自己的情绪。 我们在应激状态下会产生各种不同的情绪反应，如焦虑、恐慌、抑郁等。这些情绪是正常的，也是可以被理解的，但过度的负面情绪会使我们失去理智，失去判断的能力，甚至会降低我们的免疫功能。因此，在负性情绪溢满时，我们应当学会倾诉和宣泄，比如可以通过微信、电话等手段交流彼此的想法。另外，亲友间相互倾诉、表达自己的情绪，有什么想法、不适、委屈等说出来，以获得鼓励和支持，这对每个人来说都是一种积极的力量。

4.转移注意力。 我们可以在休息时间做一些平常没时间做的事来充实生活，转移注意力。例如可以每天进行规律运动、研究美食等。适当的有氧运动不仅能促进人的身体健康，提高人体免疫力，更能产生一系列短期和长期的心理效应，减轻应激反应，缓解情绪。美食不仅能满足我们的味蕾，而且研究美食可以给予我们成就感，增加我们对事物的控制感。

💙 小贴士

流感预防措施

1.疫苗接种。每年接种流感疫苗是预防流感的最有效手段。重点人群应优先接种，如60岁以上老年人、6月龄至5岁儿童、孕妇、6月龄以下儿童的家庭成员和看护人员、慢性病患者和医务工作者等。

2.保持良好的个人习惯。勤洗手，保持生活办公环境整洁，通风良好，流感流行季节少往人员密集的场所聚集等。

3.痊愈后的运动很重要,根据患者病情轻重,运动的要求也不同;保持良好的卫生习惯;打喷嚏或咳嗽时,用上臂或纸巾遮住口鼻,其后洗手。

（王乃信　朱梅娟）

3

哪些人更易受突发危机事件影响？

【案例链接】

李女士和老公吵吵闹闹十余年，最终还是以离婚收场。

李女士46岁，事业小有成就，是一家银行的副行长，老公是她的大学同学，刚毕业一年就结婚生子了。

就在儿子高考后的那一天，李女士和老公去民政局领了离婚证。李女士说也不知道从婚姻的第几个年头开始，她和老公就不能好好说话，一说话就吵架，气就不打一处来，严重的时候，家里的杯子、碗都被摔烂了。李女士总觉得老公没出息，还有大男子主义，遇到事情就会发脾气。期待已久的离婚证是对他们彼此的解脱。

儿子后来报考了外地的一所大学。那段时间，李女士每天晚上到家后都是一个人，感觉很孤独，就搞搞卫生，没一会儿，手心手背都是汗，还有头痛、胸闷、气短等不适，半夜经常因噩梦而惊醒。这些事，李女士也不知道和谁说，不想让她爸妈知道，免得他们担心；也不想跟儿子说，怕打扰他学习。她一个人承受着内心的苦楚,压抑着情绪,越来越感觉到生活没有激情与斗志。

【答疑解惑】

哪些人更易受突发危机事件的影响?

(1)**有完美主义倾向的人**。这类人对自己和他人都有非常高的要求,当没有达到自己设定的要求,或者认为没有达到他人的期望时,就会产生严重的心理落差,久而久之会产生心理倦怠。

(2)**性格极为敏感的人**。这类人心思细腻,内心世界非常丰富,很容易受周围事件的影响,别人的一句话、一个眼神都会造成他们内心波动。他们越是在乎他人的评价,自己就越容易陷入负面情绪中。

(3)**不懂得适当处理情绪的人**。每个人都会有负面情绪,但是每个人排解与处理情绪的方法不一,有的人会通过倾诉来宣泄内心的不愉快;有的人通过愤怒的方式发泄心中的不满;有的人选择压抑,避而不谈,反而面露微笑,让别人无法知道他们内心的真实情感,这也就是我们常常听到的类似于"微笑型抑郁"的状态;还有一部分人选择通过暴饮暴食来发泄自己不愉快的情绪。学会正确处理负面情绪,是每个人在社会生活中的必备技能。可以找值得信赖的人倾诉内心世界;如果不愿意倾诉,也可以通过书写或绘画等方式来表达;必要时咨询心理医生,可以安全地表达自己的内心世界。

(4)**有精神疾病史的人**。曾患有焦虑症、抑郁症、失眠障碍等精神疾病的人在遇到生活中的重大打击时,更易出现焦虑、抑郁等情绪,十分有必要及时寻求精神科医生的帮助。

(5)**社会支持力量薄弱的人**。在遇到突发危机事件时,往往不知道与何人说，负面情绪压抑在心中，孤独感油然而生，负面情绪加重。

【心理处方】

1. **保持良好的心态**。明天会是什么样的，谁都无法预知。既然如此，何不欣然过好当下，坦然面对未来？史铁生曾在采访中表示他对待疾病的态度是"敬重"，他将疾病看成一个强大的对手，是命运对他的锤炼。无论面对什么类型的突发危机事件，如离婚、亲人逝世、地震、海啸等，我们都应拥有与命运抗争的强大信念，勇敢地面对一切。

2. **获得支持的力量**。英国政治家丘吉尔说："即使一个人面临极大的压力与挫折，只要为他人着想，怀着仁慈之心，他总能觉得过得好一些。"在孤独中学会感悟人生、感恩他人，获得支持的力量。

♥ 小贴士

学会与自我对话

1. 如果有一个树洞，这个树洞非常安全，可以完整地保管你的秘密，抱持着你的情绪，你愿意将自己的内心困扰写成信，把你的难处告诉树洞吗？请试着以"亲爱的树洞"为开头，写一封信。

2. 如果你就是那个树洞，在收到信后，你会怎样回复？请试着写一封回信。

（白 璐）

4

禽流感的信息让我触目惊心

【案例链接】

　　记得在一次禽流感暴发期间，从两周前开始，我逐渐感觉到自己体内有股内热，喉咙发干，自测体温有37.3℃，持续2天后，我开始感到心跳很快、心慌，甚至感觉心就要跳到嗓子眼了，有时心慌使我睡不着觉。我控制不住去了医院的发热门诊，经过抽血化验、心电图、肺部CT等检查，结果一切正常，医生认为我的身体没有问题，没给我开药，建议我回家休息，放松心情。我开始意识到自己可能是心理出了问题。

【答疑解惑】

　　案例中这位患者的很多状态是她感觉过敏的表现，也就是我们通常说的变得"敏感"了，对哪怕一点小的刺激也会产生强烈的感受。感觉是人体感觉器官在接受外界刺激后所产生的单一的感受，比如视觉、听觉、嗅觉、味觉、触觉、痛觉、痒觉等。感觉是人接受外界信息的第一步，是人大部分思想和情绪产生的基础。如果感觉过于强烈，我们就会产生对危险的认知，随之而来的是恐惧的情绪。

此外,当人在注意力过度集中、情绪处于某种强烈的状态时,也会有感觉过敏的表现。事实上,医院检查并没有体温增高或者心动过速的发现。这是一种躯体性焦虑反应。

因此,对于这位患者而言,紧张焦虑的情绪和感觉过敏的症状互相作用,进入了恶性循环。

【心理处方】

1.**切断刺激源**。如果紧张焦虑的情绪、感觉过敏的症状与看到的信息数据有关,那么最简单的办法就是切断刺激的来源,比如不去看手机、电视上的相关新闻报道。对于比较敏感的人,这一点尤为重要。对于"手机控",其可以在家人和朋友的帮助下,通过制定一些小目标来逐步减少接触手机的时间。

2.**对自己的感觉过程多一些觉察**。由于感觉对我们而言太过平常,所以我们往往会忽视它的存在,除非感觉极度强烈。有些感觉虽然不那么强烈,但是对人体有害,时间长了也会在不知不觉中对我们造成伤害,这个过程就像温水煮青蛙。因此,我们需要对自己的感觉多一些觉察,一旦发现有不适的感觉就立即提醒自己,改变环境,不再接受这些刺激。

3.**转移注意力**。避免负面信息的持续刺激,为自己找其他事情做,让一些健康的事情占据自己的大脑。比如多与家人聊天,打电话与亲人和朋友聊天,在家做一些室内运动(如瑜伽)、阅读、学习各种烹饪等,都是很不错的选择。

4.**正念练习增强自己对感受的承受力**。通过一些正念冥想练习,使自己保持内心平和,从而增强自己对感受的承受力。

如果各种努力仍然不能缓解不适,请寻求心理医生或者精神科医生的专业帮助。

💙 小贴士

冲击疗法

　　冲击疗法,又称为满贯疗法,其基本原则与系统脱敏疗法相反。让患者一下子面对大量的惧怕刺激的情况,甚至过分地与惧怕的情况接触。由于惧怕刺激的"泛滥性"来临,个体面对过分的惧怕刺激,恐惧反应会逐渐减轻甚至最终消失。即使没有放松的过程,没有交互抑制,只要持久地让患者暴露在害怕的事物面前,焦虑、恐惧反应也终将自行消尽。然而,请注意,冲击疗法一定要在专业的精神科医生或心理治疗师的指导下进行。有心血管系统疾病等的患者不宜尝试冲击疗法。

（卢蕴容　胡立伟）

5

我为何感觉时间变得越来越慢了？

【案例链接】

被安排在家轮休的吴先生是一家企业的一线员工，他讲述了这样的困扰：

自己的工作经常要长时间出差，然后就是安排集中休假，所以自己要么天天忙，要么天天空着。忙的时候还好，但空的时候反而会感到不适应。有时感觉自己就是命苦，要不断地干活，不能空下来，空下来反而要生病。这段时间，公司状态又不好，经常裁员，更让人担心了。休假在家里，总觉得无所事事，心里发慌。

家里孩子问今天是星期几，一下子把我问住了，日子都过糊涂了。脑海里能跳出来的数字就是"两周"，道理很简单，因为每两周要回单位打卡一次，所以我的时间是按照两周计算的。过去觉得能休假是很好的事情，可以在家休息两周，要是单位领导通知我们可以居家办公，学校通知学生可以在家学习，估计大多数人会觉得那很幸福。可实际上也不完全是那么回事，自己有时也会觉得无聊到心里发慌。有种度日如年的感觉。

在休息的时候,反而没有办法享受闲暇,自己是否得了什么心理疾病?

【答疑解惑】

忙惯的人一下子空下来,进入休息状态,确实会感到不适应。很多有类似经历的人会觉得时间变得越来越慢,甚至有种度日如年的感觉。我们常说"快乐不知时日过,痛苦偏觉岁月长",其实我们在生活中经常体验到"时间长短"的变化,这并不是一件非常稀罕的事情,它也反映了人的心理活动所具有的主观性。有几种情况通常会让我们有"时间变长"的感觉:

(1)无所事事地等待比有事可干地等待感觉时间要长;

(2)焦虑地等待比安心地等待感觉时间要长;

(3)不确定的等待比已知的、有限的等待感觉时间要长;

(4)单个人等待比许多人一起等待感觉时间要长;

(5)令人身体不舒适的等待比舒适的等待感觉时间要长。

如果我们能够理解人类知觉体验的奥秘,就可以有的放矢地采取行动来减少这种不适的感觉,看我们是否能够很好地理解和适应现实社会生活。

【心理处方】

1.心动不如行动。虽然有时进入"空闲"状态后,我们会觉得无事可做,但这不等于说我们个人就要进入"休眠"状态。要使自己处于有活力的状态,首要任务就是让自己主动"动"起来。我们可以因时制宜地给自己列一个短期生活规划。这个规划可以涉及学习、运动、饮食甚至交际。总之,让自己恢复有规律的作息,而非整天处于无所事事的状态。

2.保持积极情绪。人容易被负面信息所吸引。人们常说空了反而生事，这提示我们把注意力放在哪里很重要。老话说："正气存内，邪不可干。"这个"正气"从心理上讲就是"积极情绪"。有10种积极情绪是我们可以在每天的生活中有意识地积累和挖掘的，包括喜悦、感激、平静、兴趣、希望、自豪、幽默、激励、敬佩和爱。例如，我们可以培养自己独处时的兴趣爱好，如阅读、书法、音乐、烹饪、手工等。做自己喜欢的事情，会觉得时间过得特别快。

3. 避免认知偏差。 当今互联网发达，我们获取各种信息变得特别方便，这也导致我们会不由自主地受到各种负面信息的影响。如果我们整天盯着手机，不停地刷着各种负面信息，那么我们就要提醒自己启动"屏蔽机制"了，需要刻意要求自己至少停用手机1小时，避免阅读负面信息，寻找其他事情来填补自己的思维"黑洞"。

4. 寻求专业帮助。 预防性地咨询精神科医生或心理咨询师也是一种有效的心理健康管理的方法。适当的心理健康教育可以帮助我们更了解自己的各类应激反应，从而更好地进行自我调适。

♥ 小贴士

标记知觉训练

注意，这里的训练没有使用诸如"我现在很担心""我现在忧心"这样的陈述，而是使用了"现在，我心中有忧虑的想法"这样的措辞。这是为了避免给自己贴标签。即我们将思想作为你心理活动的产物来描述，而不是作为你所做的事情来描述。你会开始意识到并不是你有问题，而是你觉察到了一个问题，其中的差别虽然非常微妙，但却是让我们远离心理困扰的核心所在。我们还可以用其他许多方式来标记经验。倘若你有了痛苦的想法、感受或冲动，可以尝试用以下任意一种方式来标记它们：

- 我有了这样的想法，_____（描述想法）。
- 我有了这样的感受，_____（描述情绪）。
- 我有了这样的记忆，_____（描述记忆）。
- 我感到身体有了_____的感觉（描述身体感觉）。
- 我觉察到了_____的欲望（描述行为冲动）。

（骆　宏）

6

我的记性为何变差了?

【案例链接】

医生,您好!我叫胡飞(化名),今年26岁,大学刚毕业2年,理工男,平时工作紧张有序,生活规律健康,有空时健身,没空时健脑(工作学习),总之是一个自我感觉还不错的职场"菜鸟"。2个月前,我不小心摔了一跤,导致小腿骨折,难得有了3个月的长假,一开始很开心,不用"996",不用加班,天天睡到日上三竿,饭来张口,从床上刚爬起就赖在沙发上,看完电视看手机,看完手机还有游戏机,不用动脑的日子真是太爽了。可是,时间一长,我怎么感到自己发福、发愣还发傻了呢。有一次,妈妈问我今天几号了,我想了好一会儿才想起来。上周复工后,在家云办公,公司开视频会议,我突然发现有两个同事的名字叫不出了,一些专业名词听起来竟也有点陌生了。

问:除记忆力减退的症状外,您还有什么其他异常表现吗?

记忆力减退是最明显的,老板交代的任务转眼就忘了,有时甚至想不起来,每天浑浑噩噩,无法集中注意力做事,公司开线上会,经常会开小差、晃神,跟不上同事的节奏,总感觉反应慢半拍,同事都笑我"老年痴呆"了。其他没什么特别的,吃饭、睡觉都还好。医生,我的记忆力怎么会变差了呢?

【答疑解惑】

这是长期懒散生活后对记忆这一重要大脑功能的暂时性抑制状态,并伴有注意力、执行力等大脑其他功能的轻度减退,但持续时间短,胡先生目前也没有情绪症状,故无须过于担心。

记忆是反映大脑功能的一项重要指标,每个人的大脑都具有一定的可塑性,如果每天受到合适的并保持足够强度的刺激,大脑功能就可以保持或强化;如果减少刺激或刺激强度减弱,大脑功能就会弱化。宅在家的日子,胡先生每天虽然过得很舒服,但不动脑、不用脑,对大脑的刺激自然就减少了,故而时间一长,大脑功能弱化,原来工作所需要的记忆力、注意力就供应不上了。

相信胡先生如果按照下面的心理处方进行调节,记忆力很快就能恢复。

【心理处方】

1.**放松心情、保持冷静**。如果遇到这样的情况,首先不要慌,动动胳膊、动动腿,吃得下、睡得着,能眼观六路、耳听八方,确保自己的身体状态没有问题,先大体排除身体可能的器质性疾病,这样悬着的心就能放下一半。如果身体没有大问题,其他都是小问题。如果实在不放心,可以前往医院做一些必要的辅助检查,如头颅CT或磁共振等。

2.**寻找原因**。虽然是小问题,但也要引起重视,找到原因,才能找到解决问题的方法。仔细回想休假前后生活习惯的改变,有没有对复工做一些准备工作,也可以进行横向和纵向的比较以帮助找到差异,这些差异也许就是记忆力变化的原因。

3. 积极进行康复锻炼。①改变当前的状态,让自己保持良好的精神状态;②从"被动的享受者"变为"主动的创造者",逐渐恢复日常的工作内容,从最简单、最熟悉的工作开始,如把自己曾经设计的程序或软件再做一遍,慢慢找回状态;③多与朋友、同事沟通交流,让自己的大脑接受不同的刺激,保持活跃的状态;④做一些有助于记忆力训练的手指操或健脑操,做一些在家中就可完成的简单的记忆力训练,或做一些运动,改善血液循环,激活大脑。

4. 专业帮助。如果上述方法仍然不能解决问题,也不要担心,可以寻求精神科医生或心理咨询师的帮助,他们会提供专业的评估和训练,助力记忆力恢复。

💙 **小贴士**

记忆力训练的5个简单方法

1. 拿一种东西(相机、盒子或笔等)仔细观察30秒,然后闭上眼睛,试着详细表达对这种东西的感受。如果某些细节还不清楚,请再观察一遍,然后闭上眼睛再说;如此重复,直到能把这种东西说清楚为止。

2. 专注听一些微弱的声音,如音量很低的音乐。微弱的声音迫使我们高度集中注意力。注意力越集中,记忆就越迅速、牢固。不过,这种练习每次最好不超过3分钟。

3. 每天到外面走一走,路过商店橱窗时,尽量记住里面的物品,记的数目越多越好。记住,只看一遍,这样既可以训练记忆力,也可以训练观察力。

4.在桌上摆三四件小物品,如水笔、瓶子、眼镜、书等,对每件物品进行追踪思考,每种2分钟,即在2分钟内思考某件物品的一系列有关内容。例如思考瓶子时,想到各种各样的瓶子,想到各种瓶子的用途;想到瓶子时,想到各种各样的制作工艺、造玻璃的矿石来源等。这时控制自己不想别的物品。2分钟后,立即把注意力转移到第二件物品上。每天练习10分钟,2周后即可大有好转。

5.盯住一张画,然后闭上眼睛,回忆画面内容,尽量做到完整。例如画中的人物、衣着、桌椅及各种摆设等。回忆完后睁开眼睛再看一下原画;如不完整,再重新回忆一遍。这种训练既可以培养记忆力,也可以提高注意力。

(廖峥娈)

7

我为何难以专注于学习和工作？

名人名言

信息的丰富将带来注意力的匮乏。

——[美国]赫伯特·西蒙

【案例链接】

我是一名大学老师，不小心遭遇了一次车祸，康复出院后，单位允许我休长假，而我也想借机好好休整一下，把自己欠下的很多书稿和论文加紧完成。

按理说，我有了很多属于自己的时间，应该更高效，但是烦恼也随之而来。一天一天地，日子过得稀里糊涂的，晚睡晚起成了常态，每天坐着刷刷手机，从微信看到抖音，时间就不知不觉地溜走了。家人说我患上了"假期综合征"，我说不会的。我自己也不知道暗暗发誓多少次了，决定从明天开始规律作息，但真到了那一刻，自己的注意力还是不能集中，或者说根本就没有心思。没有心思是一件很麻烦的事情。说小了是小事，说大了没准我真患了什么病。特别想知道：没有工作压力，自己也愿意做事，可就是无法专注学习和工作，是患了什么病吗？

【答疑解惑】

即使没有工作压力的影响，当今数字化信息引起的分心现象也已经非常普遍，成为困扰人们的一种社会现象。经历一些事件后,我们以为事情过去了,自己已经走出来了,但有时可能未必,确实会出现自己想集中注意力却力不从心的状况,这不足为奇,所以我们不用马上给自己套一个疾病的诊断。

对于绝大多数人来说,生活方式改变或者负面消息的影响,会带来短暂的情绪低落及注意力下降,一般不会有严重后果。但如果持续的时间特别长,两个星期甚至一个月都走不出来,那就要警惕了。如果以前还遭遇过类似的刺激,如隔离、丧亲等,当再次面对大量的相关信息时,就更易出现注意力不集中甚至涣散的状况,进一步可能导致心态失衡甚至心理异常。一些突发的经历会给曾经遭遇过创伤事件的人造成二次伤害,从而使其难以胜任学习或工作。这时,我们就需要保持高度警觉,及时寻求专业的帮助。

【心理处方】

1.健康的生活方式。某种意义上讲,健康的生活方式是我们有效应对应激状况的生理基础。这里强调以下几个基本要素:①保证充足的睡眠;②注意饮食合理,补充蔬菜、全麦食品和水果,节制酒精的摄入;③坚持体育锻炼,至少每隔一天锻炼一次,每次20~30分钟。

2.培养正面情绪。负面情绪(尤其是恐惧)特别会影响大脑的工作效率。要让自己处于相对轻松愉快的氛围中。对于那些担心自己患有"假期综合征"的人,不要太强调做事的尽善尽美。可以有意识地做一个"有效率的拖延者",即:将最重要的工作放在后面,利用前面的时间来完成一些感兴趣或者难度不大的其他工作。

3.训练自己的注意力。人的注意力是有选择性的,负面信息通常比较容易吸引我们的注意。知道这个道理后,我们一方面可以采取一些方法适当减少对负面信息的关注,例如禁止某个时间段接触电子产品;另一方面,可以每天有意识地强化自己的兴趣爱好,并多投入一点时间。

4.把握自己的心理状态。可以接受一些简单的心理评估。如果评估结果提示有心理问题,或者说,虽然懂得很多自我保健的方法,但就是无法完成,那么建议可以寻求精神科医生或心理咨询师的帮助。

♥ 小贴士

幸福日记练习

当今积极心理学的研究为我们提供了不少培养"正向注意"的方法,下面介绍一种通过记日记,练习培养"正向注意"的方法——"幸福生活的三个问题"。

首先,每天给自己一个相对固定的时间,找一种适合自己的方式记日记,电脑记录或者纸笔记录都可以。

在日记中,重点回答三个问题:①我觉得自己做了什么自己认可的事情? ②我觉得别人做了什么事,值得我说声谢谢? ③我的五官感受到(看到了、听到了、闻到了、感到了、尝到了)什么让我觉得愉悦?

在回答这三个问题时,要坚持几个原则。①有感而发,真诚,不要讲客套话;②尽量记录事情的细节,发生了什么,认可的理由是什么,对自己意味着什么;③刚开始时,要记录3~6件事情,总之多多益善;④重在坚持,每次不需要花很多时间,偶尔疏漏一天也不要紧,但要求至少坚持两周。

如果你能坚持两周以上,那么恭喜你,你已经可以感受到幸福日记练习给你带来的积极变化。

（骆　宏）

8

平常反应快的我为何变得木讷和迟钝了?

【案例链接】

杨先生因为平时交友广泛,爱思考,点子多,反应快,经常妙语连珠,公司的同事都非常喜欢他,大家都叫他"小机灵"。只花了三四年时间,杨先生就变成了公司销售部的经理,也算一帆风顺,事业小有成就。他平时很喜欢看新闻,尤其是军事新闻。每天上网刷新闻,关注知名公众号,刷小视频等,几乎全部的注意力都被军事新闻占据了。不知怎么了,他最近工作已经受到严重影响,甚至经常感到脑袋像被卡住了一样,答非所问。他自己都蒙了,这是怎么了?

他通常睁开眼睛第一件事就是查看新闻,参与朋友圈各种讨论,害怕国外一些交火进一步扩大,影响股市,影响自己的生活。而且他整个人都变木讷了,好像思维罢工了,他担心自己会不会是得抑郁症了?

【答疑解惑】

这是对应激事件的情绪反应,杨先生的社会生活没有受到明显影响,应该还达不到抑郁症的程度。

杨先生自己喜欢军事,对战争相关的新闻非常关注,导致情绪过于紧张,睡眠欠佳,休息质量不高,加上工作压力大,加重了心理上的负担。计划和现实反差如此之大,使杨先生将这种现实矛盾投向自己,归咎于自己的决策错误,由此出现了郁闷情绪。在生活中会出现解决一些常规问题或事物时感到紧张、担心,失去自信,如感到自己没有以前反应快等。

遇到这种情况要及时进行适当的自我调整,见效会比较快。这种情况如果长时间得不到有效缓解,则有可能会发展至抑郁症。

【心理处方】

1. **自我评估。**杨先生可以在家里做一些简单的心理测量,如广泛性焦虑量表(GAD-7)和抑郁筛查量表(PHQ-9)等。如果筛查阳性,可以前往医院精神卫生科或临床心理科接受专业的评估。了解自己的真实情况,以便有的放矢地解决问题。

2. **正确解读心理测评结果。**心理评估的结果最好能在医生的帮助下进行正确解读。正确的解读可以帮助消除对不良感受的错误理解,还可以帮助找到问题的根源,有利于解决问题。思维如果暂时罢工,可以复工。人生漫长,要永远给自己准备可以暂时"罢工"的时间。有时允许自己懦弱一点、失败一点、笨一点,也是五味杂陈的人生。

3. **积极进行转移性锻炼。**请关上手机,打开音乐,拿起书来阅读,开启一场心灵的旅行;或穿上运动衣,跟着节奏跳操或跳舞;也可以干些家务,转移或放下焦虑的想法。只要让思想和身体动起来,思维就会跟着转换流动起来。

4.**专业帮助**。建议寻求精神科医生或心理咨询师的帮助,适当的心理治疗可以帮助快速摆脱窘境,重新恢复往日的风采。

♥ 小贴士

发散性思维训练

人脑可以像肌肉一样通过后天的训练来强化。思维训练是在20世纪中期诞生的一种头脑智能开发和训练技术。下面介绍的训练方法非常简单——发散性思维训练。

1.词汇练习。准备一张白纸和一支笔,在白纸上写下一个主题词,比如"幸福"(刚开始尽量用容易联想、发散性强的词语),并将它圈起来。然后以它为中心,画10个分支,在每个分支上写下您一想到"幸福"这个概念就会联想到的词。

2.图像练习。准备一大张白纸和一些彩色笔。与前面讲的词汇练习一样,不同的是,放在中央的是一幅图画,而围绕着它的10个分支中,每一道分支线上都画一些联想到的画(画得很差也没关系,能画出就好)。

3.用多种方法处理同一问题练习(该练习还有助于锻炼创新思维)。比如,做题时一题多解;面对问题时,多角度思考和处理;面对物品时,多方面运用等。

(于恩彦　廖峥娈)

9

我快被恐慌的情绪淹没了

【案例链接】

　　某日,一超市发生顾客排队打架事件,两名女子遭到一光头男子重拳暴击后送院治疗。之后,光头男子刘某被当地警察局拘留。经询问,此男子与那两名女子并不认识,当时因为排队发生了一点冲突,语言逐渐激烈,后来其中一名女子上前一把扯下了男子的口罩,男子非常愤怒。当时正值冬季,感冒的人很多,他对自己的身体非常在意、非常敏感,他在一篇科普文章中看到一位老人因感冒而导致病毒性心肌炎危及生命的内容,故很害怕会吸入病毒而感冒,失去理智,对两名女子大打出手,以至于出现了开头的一幕。

【答疑解惑】

　　刘某此次伤人事件是因太害怕自己被病毒感染而导致的。冬季是流感高发季节,有些人会害怕自己和家人被感染,有些人担忧感染之后无法及时得到救治,有些人极度恐慌等,种种负性情绪导致有些人的行为出现问题,出现如激惹、攻击他人等令人担忧的行为。

　　一般的恐慌表现在对公共场所的回避和人多时的紧张，也有人会囤积一些防护用品以获得一定的安全感，从而避免更大的恐慌。但是，一旦超越了"度"，自己的行为情绪就会由恐慌主导而失去判断能力和自我控制能力，进而做出令人无法理解的过激举动。刘某就是这样的情况，失去正确的判断，对别人大打出手。研究显示，恐慌情绪是可以传播的，一个人过度恐慌可以导致更多的人跟着恐慌。因此，我们不得不重视对恐慌情绪的管理。

【心理处方】

　　1.学会接纳自己的情绪。恐慌是人们对外界危机事件的正常反应，这种反应随着外部环境的变化而变化。当人们处于不安全的环境中，或无法确定是否安全时，这种恐慌心理会受到外在因素的影响。此时，人们难以自主，无助感与无力感增强。每个人都避免不了"怕"和"慌"。因此，正确的选择是镇定下来，理智地判断形势，接受这种情绪反应。

　　2.正确了解疫情状况。充分了解流感病毒，了解其传播途径、易感人群等，采取正确有效的防护措施，及时有效地从根部切断病毒的传播，对于缓解恐慌情绪是非常重要的。从官方权威的渠道获取信息，不要听信谣言和不实信息，更不要以讹传讹。合理安排看新闻的时间，筛选信息的来源渠道，以期获取准确真实的疫情信息。

　　3.运动疗法改善情绪。运动可加快体内新陈代谢的速度，使心率、血流速度加快并且促进身体不断地释放热量，将体内大量毒素、代谢废物等以汗液的形式排出体外，身体会变得轻松。同时，运动可以使全身细胞活动起来，显著改善内环境并使其处于稳定状态,还可以激活安静的免疫细胞并增强人体免疫功能,有效地提高人体对病菌的抵抗力。运动还可以调节大脑的兴奋和抑制过程,防止大脑神经过度紧张,起到消除负面情绪和减轻压力的作用,而且运动后睡眠质量也可以得到改善。

4. 调整心态,迎接挑战。在危机中,调整好心态并积极进行自我保护,减少恐慌对自己造成的负面影响。

5. 寻求专业帮助。需要时,可以寻求合适的心理治疗或药物治疗。

♥ 小贴士

"症状"有话对你说

我是你的"心慌口干",是你对挑战的恐惧,对自身信任感的缺乏;

我是你的高血压,是你胃部的绞痛,是你微笑后无法言说的悲伤;

我是你的"更年期的潮热",是你脆弱的腰背,是你的焦躁和疲劳;

而你,往往否认我,压抑我,排斥我,或是谴责我;

你常常想让我马上离开,潜回暗处,永不见光。

很多时候,我只是交响乐中最新的篇章;

其实,我是传递喜讯的信使;

我希望引领你,回到内在那个温柔的地方;

在那里,你可以充满慈爱和真诚地拥抱你自己;

我想请你改善饮食习惯,获得更多的睡眠,更加有意识地呼吸；

　　我会鼓励你看到更广阔的现实，减少对生活的担心；

　　我会请你探索人际关系中的伤痛和亲密纽带；

　　我是你的朋友，不是你的敌人，我并不想给你的生活带来痛苦和伤害；

　　你具有惊人的自我调节和修复能力；

　　你是如此心胸开阔又复杂的生命啊！

（朱梅娟）

10

我最近为何经常和家人吵架?

【案例链接】

因为前夫家暴,我选择了离婚,现在是一位在职的单亲妈妈。去年为了重新开始,我换了环境,去了国外工作,孩子和父母在国内老家,准备等孩子到上小学的年龄再来接他们到自己身边。今年过年,我难得可以回家,结果国外工作的地方火山爆发,不能及时回去上班,我只能无所事事地待在家里,每天都很烦躁,不知何时能复工,担心自己的工作受影响,整天无精打采。我妈抱怨我回家后不帮她做事;我爸说我光看手机,怎么给孩子想要的生活。每天24小时和父母待在一起,天天要应对他们的唠叨,他们的唠叨常常勾起我最痛苦的那段回忆,这些回忆常让我有很深的挫败感。为此,我总跟他们争吵,吓哭孩子好几次。虽然单亲妈妈的生活有点艰难,但我有工作,我还年轻,仍然对未来充满信心。可是火山爆发把一切都搞砸了,我没法回去工作,国内的朋友都结婚了,有自己的家庭,也不能经常约出来。我像一只被团团包围的困兽,无力挣脱。我今年才33岁啊,我的人生难道就这样了吗?

【答疑解惑】

　　这位单亲妈妈很焦虑,虽然已经跟过去的生活勇敢地说再见,但是对于现在的情况,她无法接纳。这位单亲妈妈确实有很多不为人知的苦痛。面对突发的火山爆发,不能及时返岗工作,大多数人会有不同程度的应激反应,比如恐慌、烦躁和担忧未来,而对她来说,不仅要面对妈妈的埋怨、爸爸的指责,还要带孩子,她一定会更加烦躁,更加否定自己;还有过去的婚姻生活和家暴也对她的心理造成了负面影响,导致她一再地不自信;面对冲突时,通过争吵逃避,当着孩子的面发火,又会加重自责和对自己的不接纳,她一直在这样的情绪圈里循环煎熬着。

【心理处方】

　　1.保持冷静,审视自我。发火、骂人、打人的确可以让你暂时爽快一下,但是骂人、打人之后,除了后悔,你是否应该冷静下来问自己三个问题——"我为什么要发脾气?""我在冲谁发脾气?""如果这样的事放在以前,我会不会发脾气?"你心里一定有答案。有了答案,就能更清楚地认识到发脾气的一大半原因是担忧和急躁情绪的宣泄。

　　2.原谅自己,说一声抱歉。在这样重大的不可抗力因素的面前,对现实和未来惶恐、担忧和急躁是正常的,你不是例外,有的人表现还不如你,所以不要对自己那么苛刻,离婚后你表现得这样好,这次依然可以做得很好。此外,对家人说一声抱歉,这声抱歉是你的忏悔,是你的自我体谅,也能抚慰父母的担忧,父母的唠叨是一种别样的音乐,你想听的时候还不一定有呢。

　　3.转移注意力,换位思考。家人相处的摩擦肯定还会有,下次意识到要发脾气时,请马上换一个环境,避免正面冲突,然后想一想,父母唠叨个不停,是不是也是过于担心了呢?他们这么担心,会不会导致血压增高啊?血压增高会不会有危险啊?这样的关心和温柔的问候,一定能让你平息怒火,也能减少父母的唠叨。情绪是会传染的,好情绪也是如此。

♥小贴士

如何管理自己的情绪

　　1.**意识控制**。当愤愤不已的情绪即将爆发时,要用意识控制自己,提醒自己应当保持理性,还可进行自我暗示——"别发火,发火会伤身体"。

　　2.**自我鼓励**。用某些哲理或名言安慰自己,鼓励自己同痛苦、逆境作斗争。自娱自乐,会让你的情绪好转。

　　3.**语言调节**。语言是影响情绪的强有力工具。如悲伤时,朗诵一些滑稽的语句,可以消除悲伤。用"制怒""忍""冷静"等自我提醒、自我命令、自我暗示,也能调节自己的情绪。

　　4.**转移话题**。当火气上涌时,有意识地转移话题或做点别的事情来分散注意力,可以使情绪得到缓解。看电影、打太极拳、听流行音乐,也有助于转移不愉快的情绪。

　　5.**幽默**。幽默感可以使人们对生活保持积极乐观的心态。对于许多看似烦恼的事物,用幽默的方法应对,往往可以变得轻松。

(谢　健)

11

我最近愤怒不断，是怎么了?

【案例链接】

我30岁，是一名护士，应该也算资深护士了，一向沉稳。然而，在患者持刀伤害我之后，我像变了个人似的。只要在上班期间接触患者，就会害怕自己再被患者袭击；经常为同事的不理解而感到懊恼；担心是否能顺利完成高难度的救助工作；临时调动工作地点、临时换班、对工作环境的不适应等，导致自己吃不下、睡不着。下班后也总是莫名感到紧张，有时甚至担心家人外出时被袭击，频繁打电话叮嘱家人不要外出等，反而让家里人也很担心我。近1个月来，自己很容易发脾气，想想也没什么大不了的事，但就是控制不住，而且经常烦躁不安、紧张、忧虑，工作效率下降了，睡眠质量也变差了。

难得和同事们聊天，也都是工作这点事，更多的是担心被患者袭击。上班时间要高强度地工作，还要经常担心患者的异常举动，有时也会被患者不理解甚至遭到言语攻击，所以经常敢怒不敢言,所有委屈都憋在心里,因没有人理解自己而感到懊恼、孤独。一下班回到家,就立即询问家人路上是否有异常的人,看不到家人就总是联系家人,询问是否安全。经常睡不着,明明很累但就是放松不下来,感到愤怒,想发泄。面对这种状况,该怎么调整呢?

【答疑解惑】

这位护士出现的反应是人在面对急性的、突如其来的压力时产生的正常情绪反应,目前基本不影响正常的生活及工作,尚未达到心理疾病的诊断标准。

面对伤医等突发事件,我们都会感受到严峻的压力,医务人员工作在救死扶伤的第一线,感到的压力只会更甚。对于医务人员来说,高强度的工作,让他们不仅在体力上面临巨大的考验,而且在心理上也承受着巨大的压力。病患伤医的突发事件,导致医务人员更加紧缺,医务人员体力消耗更大;同时,无助感、焦虑、烦躁、压抑、愤怒等负面情绪让医务人员更加疲惫不堪。有些患者的言语甚至行为的伤害令医务人员烦恼、恐惧,又无处发泄,长期压抑的情绪爆发后表现为急躁易怒,继续压制这些情绪,就会周而复始,形成恶性循环,使愤怒不断。

出现这种情况需要及时进行自我调整,如果情绪长时间得不到缓解,有可能发展至神经症、抑郁症等。

【心理处方】

1. 保证良好的饮食及休息。因为上班期间可能不能及时地进食及休息,下班后一定要保证良好的饮食和充足的休息,让自己从身体压力的负荷中释放出来。身体放松是精神放松的第一步,合理的饮食和营养保障是对抗压力和应激的有效前提。

2. 及时倾诉。 与家人、朋友和同事倾诉，在倾诉的过程中得到鼓励及肯定。美国著名心理治疗专家罗杰斯说过，在极度痛苦的时候，向别人倾诉是一种潜意识的治疗。适时采用适当的方式把消极的情绪宣泄出来，有助于维护心理健康，恢复生活兴趣。

3. 放松训练。 放松训练亦是排解负面情绪很好的方法，如深呼吸放松：通过调节呼吸让自己全身肌肉完全放松下来；想象放松：通过暗示、联想等，使自己置身于舒适、惬意、放松的情境中。在训练过程中获得内心的平静，增加内心的稳定性及对抗压力的信心。

4. 正规心理测评及心理相关治疗的介入。 如果负面情绪过长时间仍然不能得到排解，且影响了生活及工作，那么可以在心理医生的指导下做相关的心理测评量表，如广泛性焦虑量表（GAD-7）和抑郁筛查量表（PHQ-9）等。只有及时地认识自身存在的问题，才能尽快摆脱不断涌现的愤怒情绪。如果筛查结果为阳性，请及时到医院心理科就诊。心理科的很多治疗手段，如物理治疗、行为治疗、药物治疗等，可以改善不良情绪。

❤ 小贴士

镜像自我练习

1. 先找一个安静的地方，坐下来，放松身心，然后保持坐姿端正。

2. 闭上眼睛，感受眼皮贴合的触感，感受眼皮和眼球接触的感觉，感受臀部坐在椅子上的感觉，感受双脚被地面支撑的感觉……

3.在感受身体的同时,让呼吸保持自然的节奏。

4.保持这样的状态,接下来想象一下,你的面前出现了一个向下的楼梯,走进这个楼梯。

5.楼梯可能是宽敞的,也可能是狭窄的;可能是明亮的,也可能是灰暗的。尊重其第一时间呈现的样子,不必用头脑去做修改。那么,走在这样的楼梯里,你有什么样的身体感觉呢?情绪、情感又是怎样的?

6.楼梯的尽头是一扇房门,推开这扇房门,你进入了一个客厅,这个客厅是什么样的?在这样一个客厅里,你有什么样的感觉?一样地,请尊重第一时间出现的画面以及第一时间呈现的感觉,不做任何修改。

7.继续往里走,你看到有一堵墙,墙上有一扇不明显的暗门,推开这扇暗门,你走了进去。这扇门里面是一间比较暗的房间,在正对着你的墙上有一面镜子。看着这面镜子,你从里面看到了什么?看着这个镜像,你会产生什么样的情感和身体体验?

8.继续看着这个镜像,看得越仔细越好。现在想象你进入了镜子,成为镜子里的事物,而镜子外面站着你自己。那么,作为镜子里的事物,你又有什么样的情绪和身体感觉?看着镜子外的那个人,你想对他说些什么?

9.接下来,离开镜子,重新回到你自己身上,再次看着镜子,镜子里的事物会发生什么变化吗?你的感受有发生什么变化吗?你又想对它说什么?

10.好,现在请再次感受你的身体,自然地呼吸,再慢慢地睁开眼睛。

(谢　健)

12

没能好好照顾家人，我很自责和悔恨，怎么办?

【案例链接】

"医生……我妈走了……"伴随着啜泣哽咽声，她继续说："我晚上一直做梦，睡不着，我很想她……以前她在的时候，我总是嫌她啰唆，现在她不在了，我受不了……每次看到她的照片我都会哭! 好难受! 我妈走得太快了，上周她说有点头晕，我是想着等我忙过这阵就带她去医院，可是那天一早她突然就晕倒了，我紧急拨打"120"急救电话去了医院，可是还没到医院，我妈就不行了。都是我不好，我要是早点送她去医院看，她可能就不会走了，都是我不好!"来电者是一位30岁左右的女性，处于强烈的悲伤及无尽的悔恨中，茶饭不思，睡眠紊乱，感觉自己真的要崩溃了。

我问她："那您最近生活过得怎么样?"

"我们一家三口都在，女儿还小，才2岁，我现在还顾不上女儿，都是我先生在照顾我们。可是女儿对死亡这样的事还不能理解,她很活泼,我又不想让自己的情绪影响到她。女儿也很依赖我,常常找妈妈,我知道她需要我,我怎样才能尽快地好起来呢?"

【答疑解惑】

　　丧亲的话题对每个人来说都是非常沉重的,却也是我们不得不面对的话题。哀伤是对丧亲的自然反应和过程,会影响认知、情绪等多个方面,常常会有强烈的负罪感及愧疚感,后悔在亲人去世前没有好好地对待,并且对生命感到深深失望和无力。性别不同,表现也可能不同,女性更能通过倾诉来疏解,而男性可能把自己闷在房间里,上网或拼命地工作。所以不能通过外在的表现来评价一个人是坚强还是软弱。在剧烈的痛苦之后,接受现实,并能够展望未来,对生命意义有新的理解,这是正常的哀伤反应。除丧亲外,人类还有很多其他类型的丧失,比如经济损失、失去工作、离婚失恋等,称为"象征性哀伤",也需要进行哀伤处理。

【心理处方】

　　1. 允许自己悲伤,但不能放弃生活。如果长期停滞于哭泣和悲伤的状态中,而不去想现在和今后的生活,很容易导致抑郁。而如果完全不考虑对逝者的怀念,只考虑今后应该怎么办,压抑负面情绪,可能会造成更严重的心理问题。哀伤心理学家玛格丽特·斯乔贝提出"双程模型理论",哀伤者在"丧失状态"和"恢复状态"中来回摆动有利于自我调节,若长期滞留在"丧失状态"或"恢复状态"的一端,可能会导致心理问题和更复杂的哀伤反应。简单来说,应允许自己触景生情、痛苦悲伤,但也要能买菜生活、上班工作、考虑未来。

　　2. 寻求亲人朋友的支持。从至亲至爱的人那里获得稳定的支持，将各种痛苦、孤独、恐惧等向他们倾诉。倾诉的过程可以帮助我们理解自己的遭遇，找回对生活的掌控感。大量研究显示，预测创伤影响的最佳指标不是事件本身的严重程度，而是我们能否寻求到他人的帮助并得到安慰。

3. 转移注意力，培养广泛的兴趣。 试着做一些自己平时感兴趣的事情，有助于转移注意力，比如听音乐、看电影、适度运动等。

4. 写一篇怀念逝者的文章。 写文章有助于表达对逝者的思念，也有助于宣泄内心的悲伤。比如，清朝诗人袁枚写了一篇传世名作《祭妹文》，以表达对妹妹的深切情感。可以试着写一篇悼念逝者的文章，将对亲人的思念、愧疚和情感用文字表达出来，有利于恢复内心的平和。

5. 寻求医疗干预。 如果悲伤始终不能缓解，并且出现生理、社交、工作能力损伤，建议寻求精神科医生的帮助。

♥ **小贴士**

愉快回忆

请您静下心来，找一个舒服的坐姿，想一想让自己开心的经历，那些感恩的人和事，特别温暖或愉快的场景，并且将该画面细节化、具体化，比如当时穿的衣服的颜色、那天的天气、佩戴的饰品、背着的包、说过的话等，体会自己当下的感受，再次感受令人愉悦的氛围，并想象将这种温暖和愉快的感觉扩散到全身。持续练习3～5分钟。

（王　佳　高晓峰）

13

我像被冰冷的玻璃罩罩着

名人名言

　　我们对于情感的理解愈多,则我们愈能控制情感,而心灵感受情感的痛苦也愈少。

——[荷兰]巴鲁赫·斯宾诺莎

【案例链接】

　　求助者自述:"医生,我常常身体不舒服,胃不好,到很多医院看过,吃了不少药,也没怎么好转,曾经有医生说这可能与心理有关。可是,我并没有觉得自己有心理问题啊。我是研一学生,从小就很努力,学习成绩也很好,参加过各科比赛,大学拿过各种证书,本科时就跟着师兄做科研。"

　　我接着了解了他的成长经历和家庭情况。

　　"我家庭情况比较特殊,父母在我很小的时候就离异了,都不怎么管我。我寄宿在姑姑家,姑姑以前对我特别好,可是自从有了自己的孩子,就不太管我了。我其实很渴望得到姑姑的关心,至少在我生病时她能陪我去看病,可即便我这么不舒服,她也不是很在意。"沉默了一会儿,继续说:"我的内心经常空空的,总是害怕会失去什么,考研的时候给自己的压力也特别大,怕考不好就什么都没有了。"

　　我问:"那你有朋友吗?"求助者回答:"我没有什么朋友,我所有的精力都在学习上。我成绩好,老师和同学都说我优秀,但我总觉得同学们并不是很喜欢我,我总感觉自己像被冰冷的玻璃罩罩着。"

【答疑解惑】

在应对难以忍受的情境时,人们自然地运用了一些心理适应机制来保护自己。比如这位求助者,从小缺少父母的关爱,潜意识里觉得自己不配拥有爱,或者害怕随时会失去现有的一切,一直以来刻苦勤奋,让自己学业优秀,从而获得控制感。但是,内心一直担心会失去这些控制感。在面临威胁时,身体出现不适,用躯体的不适来替代情绪上的担心和恐惧。有时,心理适应机制能让人更好地适应当时的情境。比如医生在看病时,如果仍时刻挂念患者的痛苦,就无法冷静有效地医治病患;如果前线的将士只顾战友牺牲的悲痛,就难以决胜疆场。许多人认为,若个体面临压力时能够理智应对,较少情绪化,便是成熟的一大标志。这位求助者也习惯压抑自己的情感来抵御内心的焦虑和痛苦。但如果个体习惯以这样的方式来应对生活,也会对生活产生一些负面的影响。比如,对情绪的敏感性变差,不了解自己的感受,不清楚为什么会有这样的感受,也难以自如地运用更适合现状的方式来处理自己的情绪。求助者自幼缺少父母的关爱是导致这种情况的基础,但他把悲伤和难过压在心底,无法感受情绪,他所感受到的玻璃罩曾让他感到安全,但同时也是冰冷的。

【心理处方】

1.**自我觉察**。停下来,感受一下自己这一刻身体的感觉是怎样的? 现在是什么心情? 需要些什么?

2.**认识并理解情绪很重要**。如果不曾真正地认识各种情绪,就无法很好地处理它们。于是,有些人会粗暴地将这些情绪全部压抑和隔离。研究显示，仅通过学习更多的情绪概念，就能够改善情绪管理能力。因此，我们可以从学习与情绪有关的概念和它们的具体含义开始。

3. 允许自己有的时候不那么坚强。坚强是重要的人格品质，所以我们可能倾向于忽略或否认自己的脆弱，或表现得淡漠麻木或紧抓愤怒不放。我们都本能地期待别人能回应我们的伤痛，但如果我们不把自己的伤痛表达出来，别人就无法回应。而承认自己的脆弱是需要勇气与信任的，当准备好分享自己的脆弱时，请一点点慢慢来，没有必要一下子彻底袒露心声。可以这样开始："我有点难以启齿，不知如何跟你说这事……"

4. 积极肯定自己。大胆地毫无保留地肯定自己，你的坚强会给你带来更多的力量，你的忍耐会伴你度过艰难的时光，你的善良可以带给别人温暖……

♥ **小贴士**

学会评定情绪强度

有时候，我们不仅要确认情绪，还要对体验到的情绪强度进行量化，看看情绪对我们的影响有多大。下面我们通过一个例子来学习如何评定情绪强度：假如你现在很伤心，如果把你曾经体验到或能够想象到的最伤心的情绪定位为100%，而一点都不伤心定位为0，那么此时此刻你体会到的伤心是多少呢？如果你不喜欢用具体数字来表示情绪强度，那么你也可以简单地询问自己体验到的情绪是"有点儿""中等程度""非常"还是"极度"。

（王　佳）

14

"过分干净"让家人痛苦不堪,怎么办?

【案例链接】

张某是一名环卫工人,每天下班回家后就立刻冲进卫生间,在里面一待就是半小时,家人问她在里面干什么?她说要洗澡洗衣服,把身上的病菌清洗掉。一开始,家人也没注意,因为她平时就非常爱干净,每天会花费很多时间打扫卫生,整天说这里不干净、那里不干净,经常洗洗刷刷,忙完这儿忙那儿,给人的感觉就是需要不停地清洗,但她总是感觉没清洗干净。看她忙碌的样子,家人都很心疼,劝说她差不多就行了,不要这么讲究。可她就是不听,非要这样做。渐渐地,大家也就习惯了。但最近,家人发现她回家后待在卫生间的时间越来越长,不是洗澡就是洗衣服。其余时间,她在家就不停地打扫卫生,地每天要拖三四遍。家人劝她已经打扫过了,不用再打扫了,她反而指责家人没有打扫干净,消毒不彻底,她要求一尘不染。到了晚上,她必须打扫完家里的所有地方,才肯去睡觉。长时间这样折腾让家人难以忍受,迫切希望她能改变。

【答疑解惑】

张某这种反复洗澡洗衣服、反复打扫卫生的行为是在应激状况下的强迫清洁行为。其核心是对病菌的恐惧，担心被感染而反复地清洗，最后形成强迫行为。分析认为，虽然张某具有明显的强迫行为，但她不认为自己的做法没有必要，因为担心不干净、担心可能有病菌，而认为清洗和打扫卫生很有必要，这与强迫症有明显不同。强迫症是虽然知道自己的强迫行为没有必要，但不能自我控制。因此，张某的行为表现其实是在应激状况下使自己原来的洁癖强化了、突出了、严重了。

洁癖通常是一种过度追求清洁的状态，往往表现为对某些物体产生异常强烈的脏污感，认为有细菌污染。不但要求自己非常干净，还对别人有要求，关注周围的人，如不让家人随便乱坐，在别人去厕所后忘了洗手或从外面回来没有洗手，又碰了什么东西，就会对这些东西特别紧张，甚至也不欢迎朋友来访等，严重者会影响家庭生活。

较轻的洁癖仅仅是一种异常的心理状态，可以通过脱敏疗法、认知疗法来纠正。较严重的洁癖属于心理疾病，会有强迫症状，应该求助于心理医生。

【心理处方】

要接受没有想象中那么脏的现实，就要改变错误认知；对有强迫行为者，采取措施控制其强迫行为。

1.改变错误认知。认知疗法是心理治疗中常用的一种技术，其关键在于纠正患者错误的认知。一是找出洁癖的原因，用科学知识消除误解。二是让患者改变思维方式，有计划地先做主要的事情。

2.控制行为。要控制所有的强迫行为。强迫行为是无用且繁杂的,会浪费我们大量的时间和精力,影响我们的日常生活。

3.接纳情绪。 在控制强迫行为的过程中,焦虑、恐惧等负性情绪会持续一段时间,但只要坚持控制,并带着因控制行为而出现的焦虑、恐惧等负性情绪继续做该做的事,即使刚开始时困难重重,也会逐渐变得轻松起来。

4.增强信心。 具有强迫行为的洁癖与自信心缺乏有一定的关系,在某些时刻接触到某些事物,使自己产生紧张、恐惧的心理,通过产生强迫观念和行为的方式来缓解这种心理。平时可以拓展阅读范围,扩大兴趣爱好,提升人际交往能力,以不断增强自信心。关键是顺其自然、放平心态,以平常心看待日常事。

❤ 小贴士

厌恶疗法

厌恶疗法属于行为疗法的一种,其理论基础都是条件反射,将要戒除的目标行为与某种不愉快的惩罚性刺激结合出现,以对抗原已形成的条件反射,形成新的条件反射,用新的行为习惯取代原有的行为习惯。

1.请家人帮助治疗。首先需要全身放松,让自己进入全身放松的环境,闭上眼睛,然后让家人把穿过的衣服放在自己面前。

2.睁开眼睛。这时家人要鼓励:"你看,你感觉到衣服很脏,但其实一点都不脏,是你自己把它想象得太脏,你需要改变自己的不合理观念了。"以上方法可能无法一次性解决问题，需要反复尝试。

3.最后家人可以将穿过的衣服放到自己身上，同时告诉自己这些衣服是没有问题的，一点都不脏。但如有强烈的情绪反应，一方面家人要制止，另一方面要鼓励自己学会忍耐。

4.需要反复练习和治疗。在家人的关心、鼓励和支持下，自己要有动力和毅力去接受治疗。通过一段时间治疗，让强迫症状慢慢地消失。

（王乃信　朱梅娟）

15

升学压力使我厌烦上学,怎么办?

【案例链接】

　　爸爸给我买了很多小升初的书,因为马上要进入初中了,想利用暑假时间帮我补习一下。他收走了我的手机和平板电脑,让我专心学习。整个暑假,我想下楼去玩,爸爸就会说:"你都要升初中了,还一天到晚就想着玩吗? 作业做好了吗? 初中的课程开始预习了吗?"我想去看外公,爸爸又说:"去那儿你就野了,整天和其他孩子玩,还会记得写作业吗?"于是,我整天在家,有时候趁着爸妈白天上班的时间偷偷看电视,有时候看电视太入迷,忘记了爸妈的下班时间,直到听到钥匙开门声,便心跳加快,连忙把电视机关了。有一次,爸爸看出了我的心慌,他摸了一下电视机,发现电视机很烫,就问我:"你白天在家是不是又看电视了?"我害怕爸爸骂我,就撒谎说:"没有。"没想到爸爸大发雷霆,说我不仅不爱学习,还学会骗人了。那次之后,我渐渐地就总觉得心慌,人好像也没那么聪明了,学习也学不进去。做作业时胡思乱想、注意力不集中,一道数学题我要想半天才能做出来。爸爸回家发现我作业没完成,只会粗暴地大声训斥我,说我笨、不努力。我越来越不喜欢读书了,一看到书就害怕。最近在上网课,我也听不懂老师在讲什么,有时就偷偷玩游戏。爸爸说他辛辛苦苦工作就是为了我,但我真的很讨厌学习,真的不想上学了。

你问我从什么时候开始不想上学的,应该是从不让我下楼玩、不让我去外公家开始的。爸爸妈妈上班的时候,我一个人在家,我总是想着开一下电视、玩一下手机,而出现这样想法时,我就会心跳加速,紧张、出汗,感觉很害怕。我现在感觉脑子反应很慢,怕上课,怕做作业,晚上还会做噩梦,我真的对读书失去了兴趣。

【答疑解惑】

父母"望子成龙、望女成凤"的心情影响着一代又一代的孩子,特别是到了初中,有了中考和高考的压力,父母对孩子的要求更高了,孩子玩乐的时间逐渐减少了,学习考试的压力使不少孩子有了焦虑、抑郁的情绪。案例中的孩子因为父亲对他的要求高而出现一些身心变化,如担心、猜疑、害怕、焦虑、休息不好、睡觉差等。此外,还有些孩子晚上12点不睡,想玩手机、玩游戏,早上则喜欢赖床。有些孩子还会出现食欲缺乏、学习效率降低的表现。有的学生会出现退行性行为,比如像低龄孩子那样想跟爸爸妈妈在一起睡觉,害怕一个人待着;或是家长去哪里他就跟去哪里,不能独处,表现出一些幼稚的行为等。这是压力相关应激的行为情绪反应,应疏导他们的厌学情绪,及时引导自我调整。

【心理处方】

1. 学会积极面对与接纳。 升学压力可能打乱学生正常的学习时间和作息规律，难免引起心理焦虑与躯体反应，家长应引导孩子学会积极面对，接纳当下的现实，引导其积极主动地面对升学压力。

2. 学会宣泄表达，自我修复。 让孩子用自己的方式疏导自己。因为孩子的反应更自然、更直接、更原始、更本能，哭、吵、闹、跑、打、跳等这些都是身体对压力的反应，尽可能地让其身体能量释放出来。家长们只需稍做引导，比如他哭的时候，我们可以把手放在他的手上，让他觉得有人能理解他；也可以通过唱歌跳舞，把身体里压抑的情绪抒发、释放出来，这是一个自然修复的过程。

3. 学会建立积极的应对方式，完善人格。 要树立信心，学会积极应对，使自己的人格日趋成熟。人生苦乐相伴，无论是承受磨难还是享受幸福，都要有善于适应曲折生活的个性、乐观的认知和坚定的意志。

如上述方法无效，可以寻求精神科医生或心理咨询师的帮助。

♥ 小贴士

家长如何帮助孩子建立成熟的应对方式

1. 言传身教。言传身教就是要以身示范、以身作则、率先垂范。常能听到孩子们抱怨："我爸爸让我不要玩手机（看电视），可他们自己一天到晚就知道玩手机，凭什么大人可以玩而我不可以玩……他们自己不学习，却每天催我学习。"所以家庭教育首先要以身示范，这样效果才好。

2.态度平和。家长对孩子要态度平和、耐心支持、善意陪伴和帮助，营造宽松的家庭环境，使孩子心情放松，学会爱和感恩。在平和的气氛中布置学习任务；孩子闹情绪时，以鼓励为主，避免居高临下。

3.陪伴倾听。家长要学会陪伴、倾听，少说多听，多了解他的状态，听他说实际上是在帮助他宣泄。当家长能够听孩子说话时，孩子会觉得家长值得信任，能理解他，那么孩子也一定会听家长说话。

（田国强）

16

怀孕让我寝食难安，如何处理？

【案例链接】

　　我已经怀孕3个月了，3年前为了爱情从外省来到这儿，江南的山山水水、人文风情让我感觉一切都很美好，新的生活如诗一般展开。结婚没多久，我就怀过一个孩子，可是因种种原因，孩子没保住，那时一度抑郁，经过两年的身体调理，我终于又怀孕了。可是，自从得知自己再次怀孕后，我整个人像惊弓之鸟一样，极度紧张且神经过敏。婆婆每次准备的美食，我都不敢随便吃；所有吃的东西，我都要一个个查询孕妇是否可以吃；我也不太敢出门，就怕外面的人多，一不小心被撞到；就连老公咳嗽几声我都很害怕，催促他赶紧去医院检查，但又怕去医院会被交叉感染。我要求他们与我保持1.5米的距离，不敢和他们一起吃饭。我经常没胃口，吃了一点东西就会孕吐得厉害，还经常一个劲地哭，家人安慰也缓解不了我的恐惧和痛苦。

家人都看得出我很紧张、焦虑。平时我就躺在床上玩手机,经常查阅很多关于宝宝的资料,比如宝宝胎心停搏的原因有哪几种等等。我经常坐立不安,感觉整个人都不对了,总往坏处想,担心这些事会随时发生在我家宝宝身上,只要宝宝一会儿不动,我就会想是不是缺氧、没有心跳了。我每天睁眼就感觉心慌、胸闷、呼吸困难,家人稍有照顾不周,我就会发脾气。我感觉自己要疯了……

【答疑解惑】

怀孕对于每一位准妈妈来说都是辛苦的,不仅要面对身体反应的变化,还要面临自己的生活习惯和心理的变化。曾经的流产经历让案例中的妈妈非常关注自己的身体,担心宝宝。虽然说适度的焦虑可以保护准妈妈和宝宝,但过度的焦虑会产生严重的身心问题,就像案例中的妈妈,这种焦虑已经明显影响她的正常生活。人遇到困难时需要释放压力,给情绪一个宣泄口。如果旁人长时间听你倾诉显得有些厌倦,你可以对着自己手机里的录音讲,讲完后自己倾听几遍,然后删掉,这样也可以起到很好的宣泄作用。你还可以给自己一个独立的空间,放空大脑,听音乐,做胎教,告诉宝宝发生了什么事。只有照顾好自己,才能更好地照顾宝宝和家人。焦虑、抑郁和恐惧等不安情绪,不利于孕妇和宝宝的身心健康,需要适当的心理干预。

【心理处方】

1.自我评估。接纳和面对生活的变化,然后作出相应的改变,拥有阳光心态。可以通过自评量表,如抑郁筛查量表(PHQ-9)、广泛性焦虑量表(GAD-7)等,来评估心理状态。

2.积极自我调适。人在焦虑或压抑的情况下会出现心慌、心悸、呼吸不畅等躯体症状。这时与其关注自己的躯体不适,不如从调节情绪入手,试着做深呼吸、冥想、瑜伽等放松训练,放松身体,使情绪好转,有利于面对困境。

3. 自我检测产科指标。 孕妇可以在家自主监测并记录胎动次数、血压和体重等。留意医院出诊信息,不明白之处也可以通过互联网咨询。若出现腹痛、阴道流血、流液、胎动异常等症状,应及时到医院就诊。

4. 饮食规律,营养均衡。 建议餐后休息半小时,随后散步20～30分钟。即使不能外出,也应在家中适当活动。

5. 专业求助。 如果负面情绪过于严重,无法应对,一定要及时求助精神科医生或心理咨询师。

♥ 小贴士

孕妇放松的好方法

1. 闭目养神。精神紧张是正常的情绪状态,身体可自行调节,特别是曾经有流产经历的妈妈,再次怀孕后这种紧张会特别突出。然而,长期处于紧张情绪是有一定危害的。孕妇可以采取闭目养神的方式,想象蓝天、大海、微风、鸟鸣等愉悦的场景,缓解孕期紧张和焦虑。

2. 散步。孕期不适合做激烈的运动,而散步是最适合孕妇的运动。经常散步有利于转移注意力,可以增强体质,也可以放松心情,有利于胎儿发育。

3. 深呼吸。当出现紧张情绪时,可以做深呼吸,缓缓吸气,然后慢慢从鼻子呼气。在做深呼吸时,孕妇可以闭上眼睛,将注意力集中于体内的气流。

4. 唱歌。唱歌是疏解压力的一种有效方法。经常出现紧张情绪的孕妇平时可以多唱歌,可以低声哼唱,也可以放声高歌,但是不要太剧烈,避免伤害胎儿。也可以听一些胎教音乐,既可以缓解压力,也有利于胎儿的发育。

(田国强)

17

我和父亲无法沟通了,怎么办?

【案例链接】

　　我的父亲今年76岁,性格开朗却也固执、强势,以前母亲健在时,家里就是他说了算。母亲去世后,他孤独寂寞,我们做子女的凡事尽量依从他的心意。近2年,他的记忆力不断下降,已经出现了好多次走丢的情况,每次都是全家人出动,找了一大圈才把他找回来,有一次我们找了很久没找到还报警了。此后,我们就不许他出门了,我非常严肃地跟他说:"您如果要出门,必须有人陪着,不能自己单独行动。"没想到他不仅不听,反而很生气,反问我:"这是不是太夸张了,我就去楼下走走路、散散步,和小区的老同志聊聊天而已。你管好自己吧!"我也很生气,我知道他的记忆力出现了问题,这样的情况会越来越严重,走丢可能是常有的事。我也看到了很多新闻,说老年人记忆力不好找不到回家的路。我很担心他,但没想到,现在我和他没说两句,他就开始发脾气了。

最近,我一回家,他就把自己关在房间里,不和我交流,我郁闷极了。

【答疑解惑】

这位父亲固执、强势,习惯自己做主;而现在,他被限制外出,生活骤然空虚,价值感被弱化。另外,原本他是这个家的"领导者",现在变成要处处"听话"的"被领导者",他无法适应角色转换,从而产生了抵触情绪。越不让他出门,他就越想出门;语气越强硬,他越反抗,以这种有点"叛逆"的行为来彰显存在感。他或许在伤感自己老了,没有用了,女儿都可以对他呼来喝去了。

关于自己的记忆力,这位父亲不是没有意识到严重性,而是害怕、担心。他不想承认自己老了,不想承认自己受"领导"了,就想回避一切相关的事情,让自己活在相对封闭的空间里,这是对压力性事件的回避,是大脑的潜在保护机制。子女的强行介入,等于把他自己建立好的"保护罩"撕开了口子,所以他也很生气,冲子女嚷嚷。

在上述心态和情绪下,就不难理解他为什么不与子女沟通了。

【心理处方】

1.设身处地的理解。如果子女理解了父亲的心态和情绪,就不会为父亲的行为而感到生气了,甚至会感到心疼。没有老伴,没人倾诉,没人交流,面对空荡荡的房子,他得多孤独、担心和无奈呢。设身处地地理解他,会让我们找到与父亲沟通的"钥匙"。

2.陪伴并进入父亲的"保护罩"。面对不想承认自己"老了"的父亲,也请你关上"他老了"的大门,一起进入父亲的"保护罩",和父亲下下棋、打打牌、聊聊天。

3.传递正能量。气氛轻松时,可以给父亲讲讲其他老年痴呆症患者的生活状态,讲讲医生告知的提升记忆力的方法,给父亲树立强大的信心和信念。

4.尊重和商量让父亲有面子。被尊重是人的高级需求,对老人尤其重要,对这位父亲来说,这种需求更为迫切。在被尊重的前提下,父亲排解了孤独和寂寞,同时输入了正能量,心里的安全感一定会倍增。如果子女此时能带着征求和商量的口吻和父亲说:"爸爸,我陪您去走走,您想去哪?"或者干脆撒个娇,父亲再僵硬的心也会被子女融化,可能一切问题就都解决了。

💗 小贴士

哄老人小妙招

1.多赞美、肯定老人的优点。对于老人的优点,要夸得及时,赞在实处。比如,菜买得真新鲜,挑得真仔细,手工活做得细致,拖地真干净等。

2.多讲老人的"光荣事迹"。主动讲一讲老人当年的"光荣事迹",尤其是他本人特别得意的事情,要多讲,主动讲,反复讲,变着花样地讲,让老人感受到被尊重和认可。

3.培养雅趣,扩大朋友圈。大力支持老人培养一些兴趣爱好,如琴棋书画、戏曲歌舞等,在老人身体状态允许且力所能及的情况下,尽量给予支持。并鼓励老人以兴趣爱好为媒介,扩大自己的朋友圈。有了朋友圈,可以在一定程度上满足交流的需求,排遣寂寞和孤独。

4.让老人帮个忙。可以根据老人的身体健康状况,适时请他帮个忙,事不在大小,主要让老人觉得自己"有用",能帮到别人,并从中获得成就感。

5.放大正能量,培养积极心态。在和老人聊天、交流时,一定要注意语言的导向。对于积极的态度、说法,要给予肯定:"对,您这个想法好,老爷子(老太太)就是通情达理。"对于消极的态度,要婉转地压制,让老人心态更阳光,如:"这也太小气了,这可不是您的风格哦"。

(廖峥娈)

18

生命重于一切，为何轻生？

名人名言

> 人的一生只是一刹那。所以我们要珍惜它，在世上一天就要过好一天，切莫虚度了年华。
>
> ——[德国]让·保罗·弗里德里希·里克特

【案例链接】

我今年60多岁了，吃喝不愁，老公和女儿对我也很好，大部分家务是老公在做。平常我会出去跳跳广场舞，和居委会的姐妹们打牌、聊天。但是乳腺癌把这一切都改变了。本来以为这个病是早期，手术后很快就能结束治疗，但是到现在还没结束，因为病理结果告诉我还要化疗。这周我感到特别难过，全身都不得劲，心神不宁、坐立不安，脾气也变得很暴躁，担心治不好，什么都不想做。最让我害怕的是，我觉得与其这样子，还不如死了算了。而这个念头一出现，就像在大脑中生根了一样，挥之不去。现在我每天大部分时间就躺在病床上，想着死亡的念头，如果不是还有女儿，我可能真的就轻生了。

其实，我以前性格很开朗，如果同事和朋友知道我有这个想法，肯定不相信。治病这段时间和人接触也少了，感觉有些自我封闭。看到有的晚期癌症患者去世，心里真的很难受，深感世事无常，人怎么就那么脆弱呢，我怎么会得这种病呢。慢慢地,觉得自己太无力、太渺小了,活着有什么意思呢?我这是怎么了?我也知道自己好像陷进了一个怪圈,我还能走出来吗?

【答疑解惑】

当一个人患了癌症,尤其是一个女人患了乳腺癌,心理压力非常大,出现情绪低落的情况很常见。这位女士原本生活幸福、乐观,对未来充满期待。然而,这次患病来得突然,对她的生活造成了破坏性的影响。加之她性格也比较刚强,俗话说"刚则易断",这可能使她更容易走向极端。

人们可以掌控住不好的事情,使之不影响生活。这位女士一直可以掌控生活中的大部分事情,然而突然出现的病情令她猝不及防,还可能会夺走她的生命。她越想越怕,对这些无法掌控的事情产生了深深的恐惧和无力感。

这个年龄的她对死亡也更忧虑。她已经退休,整体生理功能逐渐衰退,更易受到疾病的伤害,让她既忧虑又害怕,忧虑和害怕累积到一定程度,就容易产生轻生的想法。这样的想法一般经过自我调节,加上朋友和家人的支持、理解和分析,是可以缓解的。如果仍无法改善,建议尽早寻求专业心理医生的帮助。

【心理处方】

1. **自我调整**。接受这种状态,然后自我调整。①规律作息,增强免疫力和心理承受能力。②规律饮食,增强抵抗力。③坚持运动。即使在家里,也可以进行适当的运动。

2. **自我分析和认知调整**。①接受"岁月如流水,我们在衰退"的事实。虽然生理功能随着年龄增加普遍在走下坡路,但有一项指标却在不断增长,那就是我们基于人生丰富阅历所获得的智慧。②应对退休后生活的变化也很重要。告别了朝九晚五的上班生活，必须寻找感兴趣的事情，重新寻找自己的定位和价值。③面临死亡的威胁也需要调整心态。身边老朋友的相继离世，不时地提醒着死亡的临近，但其实也在提醒我们要珍惜现在生活的每一天。④需要提高掌控能力，同时也要知道有些东西是我们永远掌控不了的，比如疾病。要学会放下对它们的控制欲，去把握我们可以把握的部分，比如积极配合治疗，接受现实。⑤死亡并不能解决任何问题，它只会让"未来所有的可能成为不可能"。"向死而生"，努力丰富现在生活的每一天。

3.**寻求专业帮助**。如果以上方法效果不明显，建议前往精神科接受专业评估，根据评估结果进行干预。如果有意愿和条件，应进行系统且正规的的心理治疗。

💜 小贴士

"去认同"练习

许多人在生活、事业或生命受到威胁时，会变得过于紧张，他们会产生这样的"认同"："我就是我的事业""我就是我健康的身体"等。其实，你不是你的事业，你不等于你健康的身体，你也不是永远的成功者，你就是你自己。这个观念大家能理解，但有时却无法真正接受。因此，欧文·亚隆教授设计了这个"去认同"练习。

目的：通过让人们系统地想象去除自己的身体、情绪、欲望和思维等，帮助人们达到"纯粹自我意识的核心"。

方法：挑选一个安静平和的环境，请参与者回答"我是谁?"这个问题,在不同的卡片上列出8个答案。然后,请他们重新审视这8个答案,并将这些卡片按照重要性和核心度排列:最接近核心的答案放在下面,最不重要的答案放在上面。请他们研究最上面的卡片并思考放弃这个特质会怎么样。两三分钟后,请他们(用较少分散注意力的平和信号,比如铃声)继续思考下一张卡片,以此类推,直到他们的8种特质完全被剥夺。接下来,可以反向进行上述步骤并帮助参与者整合。

(苏　衡)

19

居家办公时，我忙来忙去，为何不想休息？

【案例链接】

小王是一名资深程序员。虽然还没有到而立之年，但是他在单位里已经是一名部门领导了。台风天气对于小王来说，本来是难得的休息时光。但半个月过去了，台风造成的影响依然没有完全消除，出行还是不方便，公司通知居家办公。小王内心的愉悦慢慢变成了空虚和无聊。每天大部分工作外的时间就是和女朋友一起吃吃喝喝、玩玩游戏，小王开始向往上班的日子了。不久，他的女朋友就发现有点不对劲了。小王工作起来太投入了，茶不思、饭不想，工作不完成绝不进食，甚至还会主动增加工作量，频繁和老板连线探讨客户的需求，睡眠也减少了，工作到半夜是常事，还要吃宵夜。一天两天也就算了，但是小王已经持续这种状态快一个星期了。他自己也会说"脑子很兴奋""也不感到累""不想睡"。这到底是怎么回事呀？女朋友开始担心他。

【答疑解惑】

　　小王的情况是正常人在经过长时间休息和无聊后的一种反应。经过长时间休息,小王内心出现了深层的焦虑和不安,这种焦虑和不安导致他的行为有些异于常态的变化。小王的表现不能简单地被判定为不正常,需要具体问题具体分析,考虑这种行为给小王带来的感受及造成的影响。

　　小王在台风期间弥补了既往工作时所欠的"休息账",头脑和身体都得到了充分休息。随着时间的推移,人的社会需求就会突显出来。归根结底,人需要实现自我价值。我们需要通过做事情来证明自己的价值,需要与人交流来确认自己在他人眼里的存在。如果小王是这种状况,那么我们认为这是正常的行为。

　　人的兴奋行为还与电子产品的过度使用有关。长时间使用手机或平板电脑、睡前使用手机都会兴奋我们的脑细胞,导致它们既疲惫又得不到充分的休息。久而久之,这样的情况还会发展成心理疾病。

　　但从小王女朋友的情况介绍可知,小王的干劲有些过头了,超出了正常的范围,而且这种状态持续的时间有一周多,所以他可能患轻躁狂症了。

【心理处方】

　　1. 自我生活调整。首先要告诉小王,这种情况是比较正常的,但也是在透支自己的身体,长期下来有损健康。建议进行自我调整。比如规律作息,给自己规定好工作的时间,最好能与正式坐班的时间大致相同,劳逸结合,规律生活。每天还要留出一定的时间运动,比如练瑜伽、静坐、室内跑步、室内拳击等。

2. 自我分析和认知调整。①能做自己感兴趣的工作是幸运的。因为他们可以制订一个长远的目标和长期的计划，让当下所做的事情有系统性和计划性，真正成就自己的事业并实现自我价值。②如果工作和兴趣不一样，就要找一件自己感兴趣的事情，利用休息的时间认真思考，然后开始行动，比如看视频学习、读书、联系相关资源等。③最重要的是，我们要意识到，身体是价值体现的基础。没有健康的体魄，一切都会戛然而止。

3. 接受心理治疗。这是正确的选择，如果问题不突出，一般经心理治疗后会得到缓解，恢复常态。

4. 接受精神科治疗。如果小王的症状越来越严重，建议他去精神科寻求帮助，进行专业的评估，根据实际情况和个人意愿决定是否进行专业的心理干预。

❤ **小贴士**

一点凝视法

一点凝视法是平静心情的简单而强大的一种瑜伽方法。该技巧是定睛凝视在一个点上，这一点也许是个物体。

一点凝视法有很多种类，练习者可以使用许多不同的物体来进行定睛凝视，如蜡烛火焰、墙上黑点、水晶球、清晨的阳光、满月、神像等，可以根据自己的选择采用。最常用的是凝视蜡烛火焰。

步骤：

(1)舒展身体，做深呼吸，以最舒服的姿势盘坐，以最舒适的姿势放好双手。

（2）保持深呼吸。

（3）睁开眼睛，看着前方的墙壁，把目光注视在正中央的那一点蜡烛火焰上，并且固定在蜡烛火焰上，非常专心地凝视。一边凝视，一边感觉身体越来越放松。有时候可能会忍不住眨眨眼睛，这是很正常的。然后，自然而然地闭上眼睛，享受闭上眼睛后舒服的感觉。让我们此刻放下所有的繁杂，在简单的思绪中放松肢体、姿势，静静地安坐着并感受自我真实流淌的生命……

（苏　衡）

20

我为何经常感到疲乏无力?

【案例链接】

李女士是一名媒体工作者,她很自豪,因为从事这个行业一直是她的梦想,虽然平时工作很辛苦但她乐在其中。然而,最近因为单位人事调整,辞退了很多员工,原来别人负责的工作全部都交给了她,使得她的工作量增加了好几倍。她不仅要负责社会新闻,还要负责娱乐新闻,线上线下忙不过来。每天要处理的信息盈千累万,还要处理大量的负面新闻信息,李女士感觉很压抑,每天内心都很抗拒上班,但这些是她的工作,她又不得不做。每次下班,她都感觉非常累,四肢好像散架了一样,只想躺着。晚上虽然能睡着,但经常出冷汗、做噩梦,明明睡眠时间是充足的,但是第二天醒来还是感觉很累。注意力不能长时间集中,不然一会儿就累了,经常感觉非常疲乏。联想到有些肿瘤患者初期的表现就是疲乏无力,她开始担心自己是不是得了什么癌症。而李女士的检查结果都是正常的,也没有什么家族史,她到底是怎么了?

【答疑解惑】

李女士的症状是应激事件导致的躯体反应。

因为工作，李女士会接触到大量新闻信息，负面的新闻消息对李女士来说是一种应激，持续的应激会导致恐惧、压抑情绪的产生并逐渐积聚，慢慢引发一些疲乏无力的躯体症状。再者，李女士的工作强度非常大，一直处于精神紧绷的工作状态，无法很好休息。在这种状况下，人体的神经系统处于兴奋状态，虽然我们没有意识到，但肌肉会处于紧张状态，血压会升高，如果这种状况持续的时间较长，会使人明显感觉到疲乏。

躯体症状是我们面对应激事件时常见的反应。我们要及时识别自身的这些反应并有效地干预，以避免这些躯体反应对人体造成更多的负面影响。

【心理处方】

1.正确看待身心状态。情绪会随着环境的变化而变化，我们要正视自己的情绪，而不是去否认它们。但长时间、过度的压抑或者焦虑会给我们的身心造成长期负面的影响，扰乱日常生活。我们可以用一些简单的情绪评估量表进行评估，正确了解自己的情绪状态。对于躯体症状，我们不要过于恐惧，可以回忆一下自己最近的情况，及有没有其他不适，若没有，那么它们极有可能是心理应激导致的。

2.理性地看待新闻消息。现在各种新闻传播很快，消息铺天盖地，难免会有一些负面消息。我们要关注新闻，但是不要过分地关注，不要反复地浏览一些负面新闻。掌握核心消息之后就要放下手机和电脑，转移注意力，做一些娱乐休闲活动。

3.劳逸结合。我们要注意劳逸结合，切不可长时间处于紧绷的工作状态，要适当休息。休息时，我们可以听听音乐或有声书等；可以学做饭、织围巾、种花等；还可以适当运动，如打太极拳、练瑜伽、跳健身操、到公园散步等。

4.寻求专业帮助。 如果经过自我调节后，自身状况没有好转，可前往正规医院寻求精神科医生或者心理科医生的帮助。

💙 **小贴士**

做内心强大的自己

1.遇到困难不抱怨。不要对生活有过多的抱怨，遇到难事靠自己，也可以选择求助，要相信一定有解决的办法。

2.增强自信心。自信的人内心会有强大的信念，可以突破很多困难，超越自己的能力极限。突破的困难多了，自信心就强了。

3.敢于挑战挫折。每个人在生活、工作中都会遇到挫折，遇到挫折不要逃避，要敢于承担。

4.多参加社会实践。多接触人，多和他人互动，多学习他人的长处，更好地锻炼自己。

5.多感恩，多帮助。有一颗感恩的心，珍惜生活的馈赠，用自己的力量帮助别人，回馈社会，会让你多一份价值感和责任感。

（陈　嫣）

21

环境改变，我为何感到头昏脑胀？

【案例链接】

　　IT行业竞争压力大，张先生作为IT工程师，加班是家常便饭，平时睡得很晚，作息不规律，经常因为赶一个项目而熬夜。

　　这次因为城市遭遇暴雨洪水，张先生就开始在家办公了，他说："平时在单位里办公场所很安静，现在在家办公，一下子很不适应，家里办公条件欠佳，家人都在，有时难免吵闹，父母也不希望我一直熬夜。"随后，他搬到宾馆，但他频繁感觉头昏脑胀，最近半个月尤其严重，整天晕乎乎的，双侧太阳穴发胀，休息后也不能缓解，还经常犯困，但又睡不着，工作时注意力不能集中，网络会议时经常走神，领导说的话也记不住，效率低下，对延误的工作进度发愁，故非常紧张，头昏加重，他非常担心自己的身体是不是出了问题；想去医院检查，但又因暴雨洪水不便出行。就这样，他很担忧，也无法放松，有时运动、按摩后，身体感觉又会好一些，但过一会儿后又出现头昏脑胀。

【答疑解惑】

张先生既往身体健康,但生活欠规律,有熬夜工作的不良生活习惯。此次调整了工作环境、方法后,他出现头昏脑胀、无法集中精神的症状,并且多发生在工作或安静休息时,做家务、运动或转移注意力时有所缓解,这提示不符合脑部器质性疾病的特征。首先考虑这是普通人在经历危机事件、环境调整后出现的正常反应,称之为"心身反应"。

暴雨、洪水等公共突发事件让许多人感到非常恐惧,每天各种新闻消息让我们的神经系统变得更加敏感和紧张。在原来的工作压力之下,人体一般可能出现一些躯体反应;而在公共突发事件的影响下,人体更容易出现如头晕、头痛、全身乏力等躯体症状,不必过于担心。如果症状持续一段时间,可以先进行一些常规检查,比如颅脑CT、脑电图等,以了解有无器质性疾病。在排除器质性疾病后,可以采取自我放松等方式来缓解症状。如果长时间得不到良好缓解,则要警惕焦虑障碍的可能,应该及时到精神科就诊。

【心理处方】

1.正确看待躯体症状。当压力来临时,身体的交感神经系统会被激活,并开始释放大量的压力激素,如肾上腺素、皮质醇等。这会使整个身体处于应激状态下,人的心跳会加速,肌肉会变得紧绷(尤其是额头、太阳穴、后颈、肩膀等部位),血压上升,呼吸变得急促,感官变得敏感。短期内出现的各种身体不适都是正常的,反而能够帮我们更好地应对困难,解决难题,绝大多数人在一周内就能逐渐缓解,一般不超过一个月。

2.调整生活方式。在发生受灾事件后,很多人的正常生活会被打乱,需要人们根据具体情况作出调整,如保持良好的生活作息规律、清淡而富有营养的饮食、适当的日常活动和运动锻炼,这些都是能有效应对危机的方法。可以适当放慢生活节奏,享受家庭生活的乐趣,缓解焦虑,减轻躯体症状。

3.接受现实状况。如果经过必要的检查,排除了脑部器质性疾病,就不必再担心身体方面的严重疾病。不过度关注身体的不适,学会与症状共处,客观看待自己的问题,逐渐解决消除。

4.心理干预。适当的心理治疗可以帮助患者快速摆脱躯体不适感,重燃生活的希望。

♥ 小贴士

间歇的工作可以放松大脑

不论是在音乐界、体育界还是科学界,很多优秀人士有最多连续工作大约90分钟,然后休息一会儿的习惯。小小的间歇是最简单、最直接的放松大脑的方式。也可以下载一个有"休息提醒"功能的应用程序,再将它设置成每90分钟提醒的模式。可以全神贯注于一项工作,直到该程序提醒,然后放下手头的工作,做任何能使我们振奋精神的事情,如听音乐等。5分钟后,再投入工作中。

(陈　炜　许洛伊)

22

洪水过后，我为何常感心慌口干？

名人名言

　　如果外部事物使你烦恼不安，那么请你注意，使你心情烦乱的并非事物，而是你对事物的看法，而只要你愿意，你是可以将它打发掉的。

——[罗马]马可·奥勒留

【案例链接】

　　前年学校组织体检，我的心电图检查显示有点早搏（期前收缩），当时医生说不用处理。这次突降暴雨引发洪灾，洪水冲垮了学校，班里3个同学转移时有轻微伤。修复校舍还需要较长时间，开学时间一延再延，平时忙碌惯的我一下子很不适应。渐渐地，我感觉胸闷、心慌，最近半个月特别严重，有时甚至感觉透不过气来，还经常口干、出汗。回想起之前的心电图检查结果，我担心自己有心脏病，怕万一有事情"来不及抢救"，有生命危险。毕竟我孩子还小呢！怎么办啊？

　　我每天路过学校，看得越多，越感觉不舒服，不知道校舍什么时候能修好。一个多星期前，我去学校发书，那天有点忙，要搬运、整理大量的书籍，再寄给每一位同学。忙完一天回家，累瘫在床上，当晚倒是睡得很好。但之后我几乎每天都会胸闷、心慌、口干、出汗，不知道是心脏病的症状还是更年期综合征的表现？最近一个星期,我在家给学生上网课,以前没上过网课,不太熟练,我就担心自己没讲好,也怕学生们开小差。

【答疑解惑】

该女士虽然有过早搏史,但这次心慌、胸闷等症状多发生在休息时,忙碌(搬书、寄书)时反倒还好,提示这些不适症状不是由器质性心脏病引起的。排除器质性疾病后,我们首先考虑的是普通人在经历危机事件后出现的正常反应,我们称之为"心身反应"。

洪水冲垮校舍、学生受伤,让每一个人都猝不及防！当事人都可能出现一些与平常不一样的心理和躯体反应,比如紧张、担心、焦虑、恐惧等负面情绪,或者胸闷、心慌、头晕、口干等躯体症状。我们不必惊慌,也没有必要为压力本身而担心。为了确保万无一失,我们可以先做一些常规检查,比如心电图、血常规、血糖监测等,以排除器质性疾病。排除器质性疾病后,我们可以采取调整认知、自我放松等方式来解决问题。如果情绪长时间得不到有效缓解,则要警惕发生焦虑障碍的可能,必要时到医院精神科或临床心理科就诊。

【心理处方】

1.正确认识自己的问题。在排除器质性疾病后,该女士可以做一些简单的心理测验,如焦虑自评量表(SAS)和抑郁自评量表(SDS),了解自己的情绪状况。如果焦虑或抑郁测试结果为中重度,该女士可以前往医院精神科或临床心理科接受专业的评估和治疗。

2.准确解读测评结果。心理评估结果需要专业的医生解读,这样有利于我们正确看待自己的症状。我们在面对突如其来的巨大压力时,会进入一种应激状态。在应激状态下,我们的情绪、生理、思维和行为往往会发生许多改变,这些反应都是正常的,它们能够帮助我们更好地应对压力和克服困难。

3. 接纳当下,调整认知。洪水冲垮校舍、学生受伤,是天灾,不是人祸。既然已经发生,就应接纳。可以检讨学校的预案及落实情况,虽有瑕疵,但也已是特殊情况下最好的做法了,不必自责。

4. 品味美好。"闲散"在家,我们可以做一些平常没时间做但一直想做的事情,将注意力转移到一些美好的事情上。例如我们可以尝试学做一些美食,这样不仅能给味蕾带来满足感,还能愉悦身心,制作美食的过程也能增加我们的信心以及对事物的控制感。我们还可以学唱歌,歌声能让我们心情愉悦,同时能表达我们的感情。也可以静下来读书、品茶,滤除内心的浮躁,品味当下的美好。

♥ **小贴士**

让你的心静一静

1. 多去安静的地方走一走,比如公园、海边,放松自己,聆听自己的心声,多体会大自然的静谧与美好。

2. 适时放空自己。我们的工作与生活中有太多的事情需要处理,有时不如放空自己,给自己留点空间和时间。

3. 听轻音乐。轻音乐能让人的内心慢慢地沉静下来。根据自身的喜好,可以选择一些钢琴曲或者有名的乐章。音乐不仅能安抚我们的负面情绪,还能镇静降压,缓解心慌烦躁的感觉。

(沈鑫华)

23

头痛，也许没那么简单

【案例链接】

叶子，15岁，是一名初三女生，平时学习成绩一直名列前茅，老师和家长都对她要求很高。她爱好唱歌，与同学关系好。进入初三后，学习开始紧张起来，各种考试接连不断。在期中考试前两三天，她出现头痛、腹泻的症状，考试成绩自然不理想，父母和老师都安慰她。没想到这之后，叶子每逢考试就会头痛、腹泻；而考试一结束，这些症状就明显缓解。半个月前，她在家健身时可能受凉了，反复出现头痛、腹泻、咳嗽，没力气，在当地医院门诊抽血化验、CT、磁共振、脑电图等检查均正常，医生说是"普通感冒"。现在咳嗽、腹泻已好转，但她依旧觉得全身不舒服，整天紧张不安、心烦，稍受风吹就会哆嗦，稍动脑筋就头痛，她担心自己会不会得了什么疑难杂症。医生说脑部磁共振检查结果是正常的，不会有严重的疾病，但不知为何，她仍然头痛不止；而且学习越紧张，头痛越难忍。想到同学们都在努力学习，而她却因为头痛导致学习成绩下降，怎么办？

【答疑解惑】

叶子同学自初三以来一考试就头痛、腹泻、反复检查，结果均正常，可以初步推断，其根源不是躯体疾病，而是焦虑的躯体化表现。她学习成绩优秀，老师和家长都对她寄予厚望，这无形中给她增加了很大的心理压力。中考在即，她担心自己考不好，让老师、家长失望，于是在潜意识中产生了逃避的想法，最终导致考试焦虑，进而引起头痛、腹泻等生理反应。

从心理层面分析，她这次"普通感冒"已基本好转，可头痛仍然持续存在，以致无法安心学习，生病了需要家长关心，在潜意识里她感到了获益：她无意识地选择了一条可以保护自己自尊的途径——"我头痛，所以成绩考不好"。而这样的选择在意识层面，连她自己都不清楚，医学上称为"躯体化障碍"。

【心理处方】

1. **自我接纳**。接纳自己的情绪，如果出现焦虑和恐惧的情绪，请告诉自己这是个体面对危机时的正常情绪反应，不要截然否认这种情绪或责怪自己。

2. **顺其自然，带着症状去生活**。从医生的专业角度来看，头痛、腹泻等症状没那么严重。接纳它们，顺其自然地继续工作、学习，能够缓解疾病症状、提高生活质量。

3. **避免"过度关爱"**。由于症状的维持，患者获得了家人和朋友更多的关注，免于过于繁重的学习任务或考试失败的风险，虽然患者完全意识不到并否认，但头痛后继发的获益易被强化，导致症状难以消失。

4. **放松训练**。若出现头痛等症状，可通过呼吸放松、想象放松、静坐放松等方法获得平静与放松。其原理为放松状态下大脑皮层的唤醒水平下降，交感神经系统的兴奋性下降，机体耗能减少,血氧饱和度增加,消化功能提高,有助于调整机体功能,提高心理健康水平。

5.心理评估与治疗。对于互联网上提供的许多自评心理测量问卷,不建议伴有焦虑的躯体化症状患者使用,以免产生分值过高或过低的伪差,造成不良的心理暗示。必要时建议到精神卫生专业机构做明尼苏达多项人格测验、房树人心理测量等,分析症状与心理冲突之间的关系,进行心理咨询和治疗。

♥ 小贴士

减轻头痛的自我催眠方法

有很多研究证实了催眠疗法减轻疼痛的效果,包括头痛。下面介绍一个简单的自我催眠的方法。

在一个安静的环境中,选择一个放松的姿势,这样更有利于进入催眠的状态。然后,运用深呼吸放松自己的心灵,接着把眼睛闭上,感受一下视觉关闭后整个人的身体状况。然后,心里默念,慢慢地从1数到20。每数一个数,就进入更深的意识状态,整个人更放松,等数到20时,就会进入很棒的催眠状态,身心都非常舒畅。

(徐松泉)

24

脑卒中偏瘫后,修补的力量如何产生?

【案例链接】

年前某个夜晚,60岁的父亲手脚突然不听使唤了。此后,我们就和医院打上了"交道"。

那夜,父亲被送往医院拍片,说是脑梗死,根据医生的建议,父亲住院进行了康复治疗。经过1个月的治疗,父亲恢复得还可以,他可以用右手拿勺子吃饭了,也能扶拐在病房走上十几米。医生说再坚持康复治疗2个月左右,父亲就可以完全生活自理了。他听了也非常高兴,顿时充满了信心,康复锻炼也很刻苦。

到了过年前期,我们向医生请假2周,回到老家准备过年。春节期间,父亲因担心错过黄金康复期,变得焦躁不安,每天催促我联系医生回医院。最近,他感觉自己的状态一天比一天差,比如手脚比以前更僵硬了,勺子也拿不稳了,走路也比以前晃得更厉害了。尽管我觉得这些问题都不存在,但他就是因此晚上睡不着,说闭上眼睛就要做噩梦,平时最爱的龙井虾仁、红烧鲫鱼也变得索然无味,而且脾气比以前暴躁了很多,反复念叨生活没有意义,自己一定会变成一个彻底的废人,成为家里的累赘。

他每天就盼着能早点回到医院继续康复治疗。他也尝试过自己锻炼,但感觉越锻炼,手脚越生硬,不听使唤,遇到完成不了的动作就会发脾气。后来干脆就不锻炼了,成天躺在床上,睡眠更差了。母亲指责他的时候,他就跟母亲吵架,吵完架后就偷偷一个人流泪,念叨着:"因为这个春节,我错过了黄金康复期,我可能要变成一个废人了。"

【答疑解惑】

这位父亲本身患过脑梗死,遗留肢体偏瘫,容易导致卒中后抑郁。正值康复的关键时期,由于过年而请假2周,未能继续在医院康复治疗,这对他是个非常大的打击。如果不能恢复到生活自理状态,那今后的生活将会给自己和家人带来很大的压力,这加重了他的心理负担,导致情绪、睡眠和饮食等出现一系列问题。这种情况如果长时间持续,则有可能发展为抑郁症、焦虑症,进一步影响患者偏瘫肢体的恢复,形成恶性循环。

那什么是康复呢?

康复是指综合协调应用各种措施,最大限度地恢复和发挥病伤残者的身体、心理、社会、职业、娱乐、教育等与周围环境相适应的潜能。其核心理念是通过功能训练帮助患者恢复基本功能,使患者在生理、心理、社会活动和职业上实现全面的、整体的康复,重返社会实现个人价值,提高生活质量。

本案例中,这位父亲的康复指的是通过功能训练,能够步态平稳、正常走路、独立进餐,恢复基本的日常生活的能力。此外,在情绪方面也应该积极调整认知,提高应对挫折的能力,恢复到正常的心理状态，这是心理康复。

那么这位父亲的康复可以通过哪些形式实现呢？

1.医学康复。利用医疗手段促进康复，如果这位父亲情绪一直无法稳定，建议积极寻求医生的帮助。此外，父亲及其子女应主动了解疾病的相关知识，医生也应强调定期复查和药物治疗的必要性和局限性，防止复发等。

2.心理康复。通过特殊教育和培训，促进康复。脑卒中后，很多人面临心理创伤问题，而且心理康复可能要持续很长时间，因此不能小觑这个问题。

3.社会康复。采取与社会生活有关的措施，促使患者重返社会。例如这位父亲在家也积极训练生活技能和社交技能，以促进功能恢复。

此外，如果患者仍然有劳动能力，应帮助他恢复劳动技能、恢复工作能力。最终帮助他提高生活质量，恢复独立生活、学习和工作的能力，使其在家庭和社会中的生活更有意义。

【心理处方】

1.日常生活活动能力练习。康复的核心是通过训练，恢复患者的日常生活活动能力，最终回归社会。可以根据进食、洗澡、修饰仪容、穿衣、平地行走、上下楼梯、大便控制、小便控制、轮椅使用、床椅转移等10个方面，筛查出自己的功能障碍，然后有针对性地进行练习。患者会发现，其实他不会成为家庭的累赘，通过练习，自己完全可以胜任这些日常活动。

2.提供心理支持。心理康复需要为康复人群提供一个安全可依赖的环境。在这个环境里，患者可以自由放心地表达自己的内心真实情感，感受温暖与爱，从而缓解内心的压力。

3.放松性训练。当患者因为春节回家而担心不能进行康复训练时,家属可以尝试陪他做一些放松性训练,如深呼吸训练、渐进肌肉放松训练,这样均可以很好地平复患者焦虑的情绪。

4.寻求专业的帮助。积极联系主管康复医生,根据康复医生提供的居家康复训练方法进行功能锻炼,如肢体被动运动训练、跟随节拍的步行训练、偏瘫体操等。如果患者情绪一直得不到好转,建议寻求心理医生的帮助,适当的心理治疗会让患者快速恢复往日自信,加速康复的进程。

小贴士

作业疗法

作业疗法是应用有目的的、经过选择的作业活动,对身体、精神、发育上有功能障碍或残疾以致生活自理和职业能力不同程度丧失的患者进行治疗和训练,恢复、改善和增强其生活、学习和劳动能力,使其在家庭和社会中的生活更有意义。

患者可以根据自己的兴趣爱好,挑选自己喜爱的作业活动,如手工作业,给孙子/孙女制作纸飞机,再如面点制作练习、炒菜练习、制作陶艺品等,儿童手持式游戏机也可以派上用场。

(叶祥明)

25

心理康复怎样给您稳稳的幸福?

【案例链接】

　　抑郁症是王先生的"老朋友"了。早些年时,他工作非常努力,压力特别大。"那段时间茶饭不思,整个人瘦了几十斤,脑子反应也很迟钝。"他回忆时还是一副忧虑的样子。现在,他是上海一家公司的部门经理,经过多年的打拼,他终于在上海买了一套属于自己的房子,生活步入了正轨,但没想到这一切突然被打乱了。

　　这个春节假期他期待已久,因为他打算把年迈的父母接到上海的新房子里一起过个欢喜年。可临近年关,母亲突然病倒了,急性脑梗死,偏瘫。父亲一个人既要照顾自己,还要跑医院照顾母亲。在母亲住院的第8天,父亲出现了咳嗽、呼吸无力和发烧等症状,被诊断为肺部感染。父亲和母亲接连生病,让王先生感到从未有过的无力和无助。王先生在外地工作,不能时时床前尽孝,更感到惭愧。

　　王先生沉浸在对父母的思念中,对父母的愧疚之情也总是浮上心头。这些天,王先生牵肠挂肚、提心吊胆、疲惫自责,夜夜无法入睡,对未来的生活也失去了信心。如果失去了最亲近的人,他也失去了奋斗的动力,以后的人生何来幸福?

【答疑解惑】

该案例中的王先生曾患有抑郁症。近期,他因担心牵挂母亲而身心疲惫,再加上父母均生病住院,更加重了其痛苦和自责的情绪,使其茶饭不思、心烦意乱,厌倦工作和人际交往,甚至表现出厌世情绪。这是双亲不在身边,不能照顾他们引发的心理问题,如果不能适时进行自我调整,情绪长时间得不到康复,可能出现心理疾病,需要到医院进行诊治,从而实现心理康复。

所谓心理康复,指的是定位与消除来自患者自身或外界的各种消极因素,通过特殊教育和培训,给予患者及其家属希望,进行认知矫正,提高其应对挫折的能力,使其处于积极的情绪状态和参与状态,从而恢复精神状态和精神功能,适应生活环境和社会环境,最终回归社会。

王先生的心理康复应该通过宣泄精神压力,改变不正确的认知(双亲生病后他内疚、自责),从而改变情绪和行为,慢慢恢复精神状态和精神功能,最终回归社会。

【心理处方】

1.心理健康教育。正确认识疾病,鼓励王先生进一步正确认识自己,探索自己的性格,克服性格弱点,学会正确应对现实生活中的各种心理社会问题和矛盾。

2.调整认知。积极发现生活中的美好,虽然双亲生病,但有国家医保可以保障父母得到基本医疗,且父母均在省会城市,医疗水平较高。王先生还有一个妹妹,可以提供帮助。有这些有利条件,王先生应该看到好的一面,客观看待父母年迈的事实,减轻自我压力。

3.社会交往能力训练。学会正确表达自己的感受,可以通过语言、书信等方式表达自己的愿望,与亲属朋友保持情感联系,以此缓解内心紧张的情绪。

4.文化娱乐活动训练。王先生应多参与群体活动,促进身心健康。可以根据自己的爱好,选择适合自己的娱乐活动,如听音乐、看电视、看演出、跳舞、书画、唱歌等,以此来转移注意力,丰富生活。

5.学会求助医生。需要时自觉寻求医生的帮助,向医生正确地提出问题和要求,有效地描述自己所存在的问题和症状。在病情出现复发迹象时,及时向医生反映,以得到合适的处理。

♥ 小贴士

马斯洛心理健康的十大标准

1.充分的安全感。

2.生活的目标要切合实际。

3.充分了解自己,并对自己的能力作适当评价。

4.不脱离周围的现实环境。

5.能保持人格的完善和和谐。

6.具有从经验中学习的能力。

7.能保持良好的人际关系。

8.能适度地发泄情绪和控制情绪。

9.在不违背团体的要求下,能使个性得到发展。

10.在不违背社会规则的前提下,能恰当满足个人的基本要求。

(高晓峰)

26

哪些因素是心理康复成功的关键点?

名人名言

这世界除了心理上的失败,实际上并不存在什么失败,只要不是一败涂地,你一定会取得胜利的。

——[英国]简·奥斯汀

【案例链接】

蔡女士是一名家庭主妇,平日主要在家做家务,照顾丈夫和孩子。她一直非常勤劳,日常对卫生要求很高,家里一定要非常整洁才行。这次,蔡女士女儿的学校诺如病毒暴发后,她非常害怕,寝食难安,整天担心女儿,不让女儿出门,觉得只有在家才是安全的。外面的情况让她异常烦躁,只能反复打扫卫生和清洁消毒,但还是觉得不安全。老公和女儿都觉得蔡女士有病,她说的话也都不愿意听,这让她更加焦虑、害怕。有时,她也觉得自己太紧张了,但是她控制不住,一想到万一女儿感染诺如病毒而生病就怕得全身发抖。所以我就反复打扫卫生、洗刷,每天打扫洗手间好几遍;新闻说电梯不安全,我就坚决不让家人乘电梯,正好10楼也不高,就让他们爬楼梯;偶有快递送来,我觉得有被外界污染的风险,都要用酒精喷、擦一遍。每天和脏东西"打仗",搞得自己疲惫不堪,吃不好,睡不安稳,噩梦连连,我觉得自己要支撑不住了。

【答疑解惑】

　　蔡女士既往身体健康，对卫生有较高的要求。此次遇到女儿学校的事情，互联网上说应对诺如病毒要勤洗手、防止粪-口传播、注意保持生活环境卫生等，她非常恐惧、紧张，如惊弓之鸟，感到危险无处不在，生活受到明显影响，家人也不能理解，催促其到医院就诊。此种情形，我们称之为适应障碍。

　　在遇到应激事件时，绝大部分人会很快适应，正确面对。但个人人格特征、认知评价、性别、年龄、社会支持、环境、身体状况等因素，会明显影响个体对应激事件的反应。蔡女士平时对生活尤其是卫生要求高，当各种信息提示她勤洗刷是防控传染病的关键时，她可能就会出现过度的反应。不仅反复不停地洗刷，还要求家人也遵循她的要求，在认知评价上放大了危险的存在。而中年女性更易因受到更年期的困扰而难以有效控制情绪症状。从社会支持的角度看，蔡女士是一名家庭主妇，与外界的接触可能没有常规参加工作的人多，丈夫、孩子成为生活的核心，因此更加重了对家人安全的担心。而新闻、自媒体、社区等周围环境，围绕诺如病毒发出的危险警告，让她感觉接受到的都是负面信息。当然，如果身体状况不好，对外界压力的抵御能力也会下降。多种因素的协同作用，导致了适应障碍，对这种现象需要心理治疗，并结合适当的药物干预。

【心理处方】

　　1. **查证事实**。诺如病毒以肠道传播为主，可通过被污染的水源、食物、空气等传播。患者感染后无需使用药物，预后良好，一般2～3天后就可自行痊愈。脱水是诺如病毒感染性腹泻的主要威胁，对严重病患尤其幼儿及体弱者应及时输液或口服补液。防治措施做到位，就不用那么紧张了。

2.应付"不确定"的事。对于传染病,我们无法确定是否会被感染,但我们知道诸如病毒的传播途径是接触被病毒污染的物体、人,再经手接触到口,或者通过附近呕吐物、粪便的细小飞沫被污染。只要注意个人卫生、食品卫生和饮水卫生,养成勤洗手、不喝生水、生熟食物分开等健康生活习惯,避免交叉污染,就能避免诸如病毒感染的发生。

3.认知行为方式的调整。积极采用正向思维,当我们把压力看成"甜点"时,就没有压力了。各种公共卫生事件使我们学会了如何应对遇到的紧急事件,如何养成良好的生活、卫生习惯等。

4.保持良好的生活规律。按照正常的作息规律生活,保持良好的生活习惯。

5.获得家人的支持。良好的人际关系、家庭关系对降低压力非常重要,自己的情绪、行为得到家人与朋友的理解,紧张焦虑的情绪就可以得到缓解。

小贴士

想象脱敏训练

系统脱敏是常用的行为疗法,其治疗原理是对抗条件反射。恐惧是由外界刺激引起的紧张焦虑情绪,这种刺激与紧张焦虑情绪形成条件反射,因而一想到刺激情境就会产生紧张焦虑情绪。因此,去除焦虑的积极方法就是解除恐惧对象。当存在引起焦虑的刺激时,造成与刺激不相符的反应,则能部分减弱焦虑或者全部抑制焦虑,从而削弱刺激与焦虑之间的联系。此法就是采用放松的方式,鼓励其

逐渐接近所恐惧的刺激或事物,直到消除对该刺激的恐惧感。下面介绍其中的想象脱敏训练方法:

1.让自己想象某一等级的刺激或事件。能清晰地想象并感到紧张时,停止想象并全身放松。

2.上述过程完成后,重复以上过程,直到患者对想象中的刺激或事件不再感到焦虑或恐惧。以此类推做下一个等级的脱敏训练。

3.一次想象训练不超过4个等级,如果训练中在某一等级时出现强烈的情绪,则应降级重新训练,直到可适应后再往高等级进行。

4.当通过全部等级时,可从模拟情境向现实情境转换,并继续进行脱敏训练。

（陈　炜　许洛伊）

27

别人的黑夜是我的白天，失眠怎么办？

【案例链接】

"唉！今天一定又睡不着了。"这是金女士近期晚上睡觉前的常规感叹。

金女士是某公司的资深员工，平时比较敏感，遇事容易紧张。近期患了严重的失眠，很痛苦，她甚至很担心自己的家人也患上失眠症，有点过度紧张。晚上睡前也不由自主地反复想失眠的危害，在床上翻来覆去睡不着，即使睡着了也很容易惊醒。有时候凌晨两点多醒来，去趟洗手间，回到床上就再也睡不着了，辗转反侧，东想西想。第二天又无精打采，什么也不想干，思考问题总是溜号，记忆力也大不如前了。

为了能早点入睡，她晚上早早地就上床准备睡觉，但这也并没能让她如愿早睡，情况反而更糟糕了。一开始，她以为这是小问题，过几天自然就好了，可这种状况一直持续了1个多月，她的睡眠依然很差，不见好转，这让她很痛苦。有一次，偶然看到了一个心理咨询电话，她就抱着试一试的心态拨通了。

心理医生很温和地说道："您不用紧张，慢慢讲，除了睡眠差，您有没有其他不舒服的地方？比如食欲怎么样，体重有没有下降，兴趣如何？"

她有气无力地回答："虽然睡眠不好，但胃口还过得去，体重好像没什么变化，兴趣一般，就是一到晚上，紧张劲就来了，担心睡不好。"白天没精神，工作效率低，经常被领导责备，让她感到很难堪。

经过心理医生的疏导，她感觉轻松了许多。

【答疑解惑】

金女士入睡困难伴夜间易醒和早醒已有1个多月，其白天的生活和工作都受到了一定的影响，经过综合分析，认为她患了失眠症。

失眠症是指对睡眠时间或睡眠质量不满意的一种主观感受，同时白天有不适感，社会功能会受到不同程度的影响。一般来说，这种状态每周出现3次以上，持续1个月以上，才能诊断为失眠症。偶尔几天睡不好不一定就是失眠症。

为什么失眠症会"找上"金女士并且一直"纠缠"着她呢？金女士敏感、易紧张的性格特点使她更易患失眠症；加之近期工作繁忙，压力大，使她感到紧张、焦虑，这种情绪又使失眠雪上加霜。为了能睡好，金女士采取了增加卧床时间的办法，然而在没有睡意的状态下卧床，既增加了睡前焦虑，又会使觉醒时间增加，从而导致睡眠质量更差。

失眠症的主要特点：一是入睡困难；二是睡得浅，容易醒；三是醒后难以再入睡；四是醒得早；五是做噩梦或者通宵做梦。失眠常会使人第二天的精神状态不佳，无精打采、头昏脑胀，易出差错。因此，金女士应及时寻求心理帮助，查找问题根源，解决睡眠问题。

【心理处方】

1.判断自己的睡眠状况。可以在家做一些简单的心理测验,如阿森斯失眠量表(可见本书第38专题),如果筛查为阳性,说明可能有睡眠问题,应首先接受心理指导。

2.身心放松。睡前躯体或心理紧张会导致失眠。通过放松训练,可以减轻焦虑,从而促进睡眠。放松训练的方法有很多,比较常用的有渐进式肌肉放松、身体扫描、正念呼吸等(可见本书第39~40专题)。除放松训练外,还可以进行适当的运动,以有效地改善睡眠。

3.养成良好的睡眠卫生习惯。很多人的失眠症状与其睡眠卫生习惯有很大的关系。那么,如何养成良好的睡眠卫生习惯呢? 以下建议供参考:

(1)睡眠要有规律,每天上床睡觉的时间和起床的时间尽量保持一致,即使头一夜很晚才睡,第二天也要按时起床。

(2)只有在有睡意时才上床睡觉,如果上床20分钟还不能入睡,就起床做些平和、单调的事情,有睡意后再上床睡觉。

(3)避免在饥饿和过饱的状态下上床睡觉,饥饿和过饱都会影响睡眠,睡前可清淡饮食,预防夜间低血糖而引起觉醒。

(4)睡前不要饮用可以产生兴奋作用的茶、咖啡、酒类等。

(5)不要在床上做与睡眠无关的事,如看书、看电视等。

(6)不建议失眠者白天睡觉;如果一定要睡,白天睡觉时间最好不超过30分钟。

(7)卧室不放闹钟,以免睡不着时经常查看闹钟。

(8)营造舒适的睡眠环境,强噪声和强灯光都可能引发夜间觉醒。应保证室内安静、无灯光,且温度和湿度适宜。

4.寻求专业帮助。如果上述方法效果不理想，则需要及时就医，寻找专业的精神科医生和心理治疗师的帮助。

♥ 小贴士

睡前用热水泡脚

俗话说："百病从寒起，寒从脚下生。"热水泡脚不仅能驱散脚部的寒气，有效预防感冒，还有助于促进血液循环，帮助身体排毒，缓解一天的劳累。此外，热水能刺激足部神经，从而使全身放松，有助于睡眠。热水泡脚的水位最好在脚踝以上4根手指宽度高的位置，水温最好在40℃左右，泡脚的时间不宜超过20分钟，以脚背泛红、人体微微出汗为宜，最好不要大量出汗。

（于恩彦）

28

我有时突然就无法走路了，怎样才能好起来？

【案例链接】

　　王女士自幼比较内向，胆子小，结婚后比较依赖丈夫，家务活也都是丈夫包干。2周前，丈夫发生了车祸，导致下肢粉碎性骨折。丈夫在医院手术后，她就很紧张，感觉世界要崩塌了。每天的生活感觉都变了，在单位上班也心神不宁，下班回到家要给孩子做饭洗衣服，原本这些事情从不插手的她感到无所适从，经常会有心慌、胸闷、浑身发抖的感觉。有一次，她在家里双脚突然没力气，慢慢瘫倒在地，过了20多分钟才逐渐缓过来。1周前，骨科医生告诉王女士，她丈夫的骨折恢复得不是很好，可能需要二次手术。她顿时感觉脸发烫、呼吸困难、头昏乏力，继而出现下肢不能行走的情况。1小时后，从蹞趾开始逐渐恢复感觉，慢慢开始能够活动。家人担心她发生脑卒中，把她送到急诊科，头颅CT检查显示没有问题。丈夫二次手术时，她原本焦急地在手术室外等待，突然又再次出现呼吸困难、下肢乏力，只能扶着墙慢慢瘫倒在地，不能自行站立。

【答疑解惑】

王女士出现的上述症状被称为癔症，以往也称"歇斯底里"，是由明显精神因素，如重大生活事件、内心冲突、情绪激动、暗示等，作用于个体所产生的应激性症状，是人类在危急状态下所表现出的各种本能反应。这些症状是可逆的，不是脑卒中。

癔症的发作实质上是一种情绪的发泄，是一种社会逃避行为。他们一旦感觉无法承受生活工作中的种种压力，就"逃进病中"，以期得到他人的同情、关心和谅解。癔症常在特殊性格的基础上，由于急剧或持久的心理紧张刺激作用，以及其他因素的参与而发生，如亲人突然去世、失窃、破产、失业下岗、地震、水灾、战争等。

丈夫的变故对王女士来说是一次严重的生活打击，她对丈夫的担心、对生活中各种琐事的焦虑无助达到了顶峰，且无处释放这种情绪，想要从家人这里获得些许宽慰，这种情绪久而久之便在心中积聚，最终转化为躯体表现。而王女士发现，一旦出现躯体表现，家人就会给予自己更多关怀，于是潜意识里感到"只要我不会走路了，家人就会关心我了"，因此症状得以强化，在极度恐惧、需要关怀的情况下会再次出现。

出现这种情况时，需要及时进行心理调整，并尽早就医。

【心理处方】

1. 放松训练。 若出现上述症状，切勿过度恐慌，可做一些放松训练，使自己的身心放松下来，达到内心的平静。例如，深呼吸，加强自我暗示："没事的，我不是真的瘫痪了。"平时也可以做一些自我暗示，想象吸气时正能量从鼻孔进入身体，呼气时负面情绪通过嘴巴呼出去。自我暗示："生活没有那么糟糕，一切都在好起来。"

2.正确认识症状。若癔症反复发作,且就医后排除器质性因素,则应认识到这些症状是由心理因素导致的,是完全可以恢复的。

3.转移关注点。我们可以尝试将关注点从自身转移开,不要过分地关注自己,世界不可能都围着自己转,自己也是一个独立自主的个体。试着去关心别人,如王女士可以多关心丈夫,可以照顾家人的生活起居,做家务等。

4.及时宣泄情绪。在生活中,我们难免会遇到令人烦恼、郁闷的事情、情况,或多或少会经历恐惧、焦虑等困扰。大家肯定有这样的体会,在郁闷时向朋友倒倒苦水,心情就会舒畅很多。本案例中的王女士可以进行一些情绪宣泄,将自己的恐惧释放出来。如对着窗外大声呼喊,将内心的恐惧喊出来;也可以大哭一场,正视自己的恐惧,释放自己的委屈;还可以与闺蜜通电话,倾诉心中的不畅快等。

5.及时就医。若首次出现不能行走、无法言语等症状,则要及时就医,以鉴别是否存在脑血管意外、癫痫等器质性疾病。若症状反复出现,则需及时寻求精神科医生或心理咨询师的帮助,进行正规的心理治疗。

💙 **小贴士**

情绪宣泄法

情绪宣泄法,就是通过适当的方式和途径释放不良情绪,达到心理平衡。下面介绍几种常用的情绪宣泄法。

1.倾诉:向家人或信赖的朋友倾诉,一吐为快,把心中的不快、郁闷、愤怒等消极情绪统统"倒"出来，使心情放松。

2.呐喊、哭泣：是最直接的可以发泄不良情绪的方式，能够有效地释放积聚的紧张情绪，调节心理平衡。

3.运动：可以减少精神上的紧张，随着汗水流出，那些悲伤、愤怒、压抑的情绪也会一点一点地被释放。

4.借物宣泄：可以用力捶打被子、枕头等软的物件，待捶打到疲乏时，会感觉心里轻松了许多。这样做既可以让自己出出气，又不会造成严重后果。

（陈 嫣）

29

我的手都快被自己洗烂了，怎样才能控制自己的行为？

【案例链接】

小徐是一名程序员，在一家网络公司上班。他平时工作认真，编写程序时一旦发现问题就会反复检查，从而导致工作效率低下，经常被领导批评。他每次出门还要全副武装——戴口罩、帽子、手套，回家后就赶紧全身喷酒精消毒，脱下手套洗手，洗后还担心哪里有遗漏。有媒体讲述了细菌和病毒是怎样通过手接触传播的，这给他留下了非常深刻的印象。从那以后，他洗手的频率明显增加，每次洗手的时间也明显延长。即使按照七步洗手法洗手，他也还经常怀疑自己是不是漏了哪个步骤，又重新洗一遍。后来他还要计数，边洗手边数数，如果中间有人打断，他就要从头来，感觉非常难受。现在不管碰到什么，小徐都觉得脏，怕感染细菌或病毒，要马上洗手，有时要洗半个多小时，手都快洗烂了。此外，小徐还要求家人与他一样洗手，并且洗很多遍。家人认为小徐有点过度清洁，他自己也觉得不太正常，但是他还是忍不住，特别害怕手没洗干净而患上传染病。

小徐洗手的频率与外出和如厕的次数有关，这两种情况都需要洗手，洗手的时间也比较长，基本要30～60分钟，这对他造成了很大的困扰。除花费大量时间在洗手上外，他在工作上也是如此，反复怀疑、反复检查，造成工作效率低下。他在互联网上查询相关信息，感觉自己这种情况像是得了强迫症。

【答疑解惑】

当一些传染病使人感到生存受威胁时，人体就可能出现情绪、思维和行为的一系列变化。小徐反复洗手的行为就是典型的强迫行为。小徐洗手的强迫行为对他的生活造成了严重的影响，他每天花费大量时间在洗手上，把自己的手都快洗烂了，而且他还要求家人反复洗手。此外，小徐在工作上也是反复检查与怀疑，存在一系列强迫行为，影响正常工作，所以考虑为强迫障碍。

强迫障碍的强迫行为往往是为了减轻强迫思维所产生的焦虑而不得不采取的行为，明知是不合理的，但不得不做。常见的行为表现有重复检查，如反复检查口罩是否戴好、防护措施是否到位；有的表现为过度清洁，如反复洗手、洗澡，对物品进行消毒等；也有的表现为强迫思维，如反复考虑自己的每个动作细节，确保自己没有被污染。小徐的强迫行为在流感大流行下得到泛化，变得更严重，需要心理帮助。

【心理处方】

1. 改变认知。正确认识洗手在传染病防控中的作用，日常生活中如没有与外界接触，则简单洗手即可。外出或二便后需要认真洗手，需要知道的是，七步洗手法中即使遗漏其中一步，对整体效果的影响也甚小。

2.**情绪表达**。强迫行为往往是为了减轻因强迫思维产生的焦虑,所以要识别出自己的情绪。出现焦虑情绪反应通常是正常的,重要的是将其表达出来。负面情绪需要得到合理宣泄,可以向家人和朋友倾诉(把情绪说出来是最好的复原"良药"),将经历整理记录下来,哭出来或大喊几声等。在感受被语言化,被自己或信任的人看见、理解和消化后,内心的混乱感会消失,语言能够帮助体验到控制感。

3.**行为改变**。可以通过专业、自助的方法来减少自己的强迫行为,如暴露反应预防疗法。

4.**心理治疗**。如果觉得日常生活已经受到严重影响,那么建议寻求心理咨询师的帮助。

小贴士

暴露反应预防疗法

相关研究认为,暴露反应预防疗法是控制强迫行为的一种有效方法。除可以在治疗中使用这种方法外,也可以学习比较简单的方法进行自助。

暴露反应预防疗法包括以下四个步骤:

第一步,再确认。患者每天需要仔细地觉察症状与想法、情绪、行为之间的关系。因为该疗法不是直接作用于症状,而是解决产生症状的想法、情绪和行为。

第二步,再归因。当出现症状时,要告诉自己"这不是我想要的,这是强迫",停止对症状直接做出反应,将症状摆在一边,做其他事情,这有助于改善症状。同时,要深入了解强迫症状的生理因素和与之相关的心理因素,知道这是一种心理现象,而不是必须应对的事实。

第三步,转移注意力。选择自己喜欢的有趣的活动,如运动、听音乐、读书、钓鱼等来取代症状。这个过程并不容易,所以应该允许自己有15分钟的时间再确认、再归因。活动如果有一点点效果,就要鼓励和奖励自己。只要不断地练习,症状就会大大缓解。

第四步,再评价。这一步有两个重点:一是在强迫症状即将出现时准备承受;二是在出现症状时不要自责,清楚它从哪里来,知道如何应对,并战胜它。

(张海生)

30

任何风吹草动都会让我怀疑自己患了肺癌，这是病吗？

【案例链接】

章女士，30岁，是一名会计，平时工作很忙，经常加班加点，回家后还要管孩子写作业。2个多月前，章女士出现发热、咳嗽、打喷嚏、乏力等表现，至医院发热门诊就诊。医生对她进行了体格检查，并开出血常规、胸片检查单，最终诊断为"上呼吸道感染"。章女士服药后没几天就痊愈了。一个月前，章女士的姨妈因患肺癌去世。随后，章女士出现紧张失眠、咳嗽胸闷，还出现几次呼吸困难。家属打120急救电话将其送急诊。急诊行血常规、胸部CT检查等，结果都正常。但章女士还是担心自己患癌。她记起那年上小学时，语文老师赵老师在朗读课文时突然出现咳嗽、脸色苍白，停了一会儿后，又继续讲课。后来发现赵老师常常吃药，可身体却越来越瘦，嗓音时不时变得沙哑。新学期开始，语文老师换了，班主任说赵老师去世了。小章同学既伤心又害怕，好好的人怎么说没就没了呢？后来每当身体有点不舒服，如发热、咳嗽、咽喉痛等，章女士就特别紧张，频频就诊、服用保健品等，总担心自己的身体健康状况。

【答疑解惑】

姨妈和赵老师的去世使章女士处于心理应激状态，对生活产生了不确定感。不确定感会给人带来焦虑，焦虑会使人处于紧张不安、提心吊胆、恐惧害怕等状态，并出现头晕胸闷、心慌气短、尿频尿急、坐立不安等表现。这时，人们通常会加强身体防护，积极做一些能减轻或消除焦虑的事情和活动，这是一种保护性反应。大多数人的这种焦虑状态持续一段时间就会好转。

章女士在小学时经历喜欢的老师病故，不由地感叹生命的脆弱，内心很不安，特别敏感多疑。如今，面对姨妈的去世，易产生消极的自我暗示，导致对自身健康的过度关心，哪怕是身体出现轻微变化和不适，甚至是正常的生理现象也特别注意，并与疾病相联系。章女士多次进行不必要的检查，即使检查结果没有异常，仍不能解除她疑病的忧虑。章女士的症状长时间得不到缓解，且明显影响工作与生活，已经发展为疑病症。

【心理处方】

1.**理性分析，合理应对**。仔细观察自己的健康状况，到呼吸科就诊，排除严重的呼吸系统疾病，如肺癌等。如果经过多次检查，结果显示均正常，却仍坚信自己患了肺癌，影响生活和工作，那么建议至医院精神心理科就诊。

2.**改变行为，转移注意力**。如果知道自己是健康的，但还是控制不住担心，那么就尝试找一件事情让自己长时间投入去做。可以将平时"多疑"的时间用来运动，做一些力所能及的工作和家务活，多与朋友和亲人交流，培养幽默感，战胜消极悲观情绪和不良心理状态。

3. 积极的暗示治疗。有些人从医生那里得到确切"没有疾病"的答案后,还是怀疑自己患病,这是因为其心理已经形成了某种习惯,总是对号入座,进行消极的心理暗示,觉得自己这里不舒服、那里不舒服,进而认为自己真的患病了。所以,每当怀疑自己患病时,我们就要提醒自己"你一点儿病都没有",如此反复强化获得正能量,进而缓解疑病心理带来的痛苦。

4. 完善自己的个性。有疑病倾向的人往往比较敏感、小心谨慎、患得患失、追求完美,遇事通常会有消极的想法。因此,如果想过得轻松自在,就要从完善自己的个性做起,凡事不拘小节,拿得起放得下,多从积极的方面考虑,多看看事物积极的一面,提高自己对生活的信心。

♡小贴士

暗示疗法

暗示疗法的历史十分悠久,在第一次世界大战期间,欧洲前线战场上流行着一种因炸弹爆炸惊吓而致的"弹症病",严重者可出现四肢瘫痪。此病无药可治,蔓延较快,令英国政府十分头痛。英国著名心理学家麦独孤发现这是一种"心病",并且成功地实施了暗示疗法。他用笔在下肢失去知觉的士兵膝盖以下若干寸的地方画了一圈,然后以毋庸置疑的口吻告诉士兵,线圈以下部位明天一定恢复正常。第二天,士兵果然恢复了知觉。这样日复一日地提高画圈的位置,直到士兵痊愈为止。

生理学家巴甫洛夫认为,暗示是人类最简单、最典型的条件反射，是人类心理特有的属性。暗示疗法有很多种，可分为他暗示疗法和自暗示疗法。治疗者采用言语、动作或其他方式，使被治疗者在不知不觉中受到积极暗示的影响，从而不加主观意志地接受治疗者的某种观点、信念、态度或指令，解除心理负担和压力，实现消除疾病症状或强化某种疗法效果的目的。医生对患者的鼓励、安慰、解释、保证等也有暗示的成分。

（徐松泉）

31

我经常坐立不安、心慌烦躁，怎样才能好起来？

【案例链接】

交通事故致"肱骨骨折，脑震荡"后，王先生一直未上班。王先生经常就像"热锅上的蚂蚁"，坐立不安、内心焦灼不安，总感觉有什么不好的事情要发生。可是，他又说不上来具体是什么事情。妈妈说："你别晃了，晃得我头晕。"可是王先生说自己也不想晃，实在是无法控制。爸爸说："你平时蛮好的，现在怎么这么神经质。"王先生觉得自己现在就是神经质，一看到"交通事故"的消息就很紧张，常给家人转发各种预防交通事故的"警告"。

因为整天待在家里，王先生规律的作息也改变了。他原本每天清晨跑步，现在晚睡晚起，一日三餐也变成了一日两餐，人圆了，有时在跑步机上跑5分钟就坚持不下去了。关键是脾气也变得暴躁，一点就着，爸爸妈妈都不敢惹他。可是，他到底是怎么了？

【答疑解惑】

王先生感到心烦急躁、心慌气短、坐立不安，这些都是焦虑情绪的表现。因为出现这些表现的时间尚短，对王先生的社会功能还没有产生大的影响，所以暂时不能诊断为焦虑障碍，但肯定存在焦虑情绪。

因交通事故受伤在家，可能是王先生情绪焦虑的诱因；对"交通事故"的高度关注和担忧，加重了其情绪反应，这些情绪反应则会进一步损伤自主神经功能的稳定性，导致心慌、胸闷等不适。焦虑情绪是人对外界不安全因素的自然抵御，是身体机能的一种自我保护。因此，当面对各种可以预见或无法预见的危险时，人体就会出现这种情绪反应。适当的焦虑情绪有一定的好处，可以提高人的警觉性，增强人的反应速度，但过度焦虑则反之。焦虑情绪是一个连续的谱系，从一般的焦虑反应到焦虑障碍，实质上没有严格的分界线，只是有一个度，这个度就是焦虑持续的时间和是否影响人的社会功能。如果焦虑情绪长时间得不到有效缓解，就有可能发展为焦虑障碍。

【心理处方】

1.**保持健康的生活作息**。《黄帝内经》曰："法于阴阳，和于术数，饮食有节，起居有常，不作妄劳。"讲的也是养生之道。实践证明，保持心理平衡、生活规律、合理饮食、适量运动等，是日常提高免疫力的最好方法。

2.**接纳"不安全"**。没有一个人能生活在绝对安全的环境中，所以要学会接纳各种"不安全"，带着"不安全"生活和工作。

3.**体育锻炼**。王先生可以在家中进行适当的体育锻炼，重新开始跑步，运动会释放快乐的因子，出汗会让人感到放松，快速流动的血液可以帮助他恢复活力。此外，还可以帮爸妈做一些家务，他们也需要子女的照顾。

4.**寻求专业的帮助**。如果实在没有办法解决心理和情绪上的烦恼,那么可以寻求专业的帮助。

❤ 小贴士

转移注意力的几个良策

1.消遣转移法:通过与他人散步、聊天等方式转移注意力。

2.繁忙转移法:在个体心态不佳时,刻意地安排一些工作任务,使注意力集中在工作上而忘却烦恼,或者因工作而无暇顾及烦恼。

3.开阔转移法:使用能够开阔个体心胸的方法转移注意力,达到调节心态的目的。

4.心理暗示法:如曹操所用的"望梅止渴"就是一个典型案例,通过本人心理暗示,改变当时的状态。

5.改变环境:到自己想去的地方,去能够令人心旷神怡的地方;去见想见的人,用快乐抵消烦恼;调整生活节奏,迎接新自我。

(沈鑫华)

32

我整日情绪低落，怎样才能好起来？

【案例链接】

　　"喂！您好！我想请您帮忙看看我是不是病了？该怎么办？"

　　这是市里的心理援助热线，在妻子的劝说下，来电者陈先生向心理热线的接线员讲述了自己最近一个月的情况。

　　"我平时经常出差，习惯了，而且也喜欢外出，喜欢和朋友同事喝酒聊天。一个多月前，我不小心摔了一跤，有点严重，小腿骨折，加上最近公司生意不景气，老板让我休息两个月。骨折了也没办法出门，我就天天待在家里，感觉很不习惯。以前都是忙工作，家里的事情从来不用做，现在空下来，每天除了吃饭睡觉，就不知道该做些什么。因为没事做，就天天睡觉，老婆会不停地抱怨，说以前工作忙，家里的事情不做就不做了，现在空下来也不帮忙做点事情。这导致我们经常吵架，吵到后面谁也不愿意理谁。最近我的脾气没有以前大了,但是精气神也没有了,整天唉声叹气、无精打采,对什么事都不感兴趣,对谁都不想理睬,感到这个世界前所未有地缺乏生机和活力,周围的一切都是灰色的,死气沉沉,原来对生活的憧憬已荡然无存。脑海中常有这样的想法:活着有什么意思呢? 似乎活着就是受罪,人生充满了苦难,有时甚至想与其整日受苦,还不如一死了之,那就解脱了。我不想让我老婆看到我这样的状态,所以在家里也刻意回避她。不巧的是,老婆最近休年假。这样一来,我们整天待在一起,在她面前我尽量将自己的状态调整得好一些,以防被她察觉,但她很快就发现了我的异常,于是不断地给我做思想工作,劝我尽早去医院检查。我想先试试心理热线能否提供帮助。"

【答疑解惑】

　　陈先生目前的状态可能是因为小腿骨折后行动不便,打破了以往的生活常态;加之公司给他放了长假,让习惯了忙碌工作的陈先生一下子无所事事,反而不适应了,进而逐渐出现情绪低落、悲观厌世等抑郁症状。抑郁症状最常见于抑郁症患者。

　　抑郁症是一种常见的精神障碍,以持续的情绪低落为特征,可以表现为心情压抑、郁闷、沮丧,对日常活动缺乏兴趣,对前途悲观绝望,可以从闷闷不乐到悲痛欲绝。同时可能存在注意力无法集中,记忆力减退,反应迟钝,自尊心和自信心下降;有羞愧感和内疚感,认为自己拖累了家人,甚至一无是处,把自己的缺点和失误无限放大;动作变得迟缓,给人无精打采的感觉,做事很被动,不愿意与人主动交往,特别严重者可能出现自杀的想法或行为。

在我们遭遇一些突发事件后，心理的平衡可能被打破，进而出现各种各样的心理反应。有些是对突发事件本身的恐慌，比如身患重病、失业、离婚等；有些则是因突发事件打乱了生活习惯和节奏，也让习惯了的应对机制频频失效，进而产生很多负面情绪。陈先生就是因为骨折及放长假，扰乱了平常的工作及生活节奏，从而感到无所适从，由此出现了明显的抑郁情绪。这样的心理反应如果没有及时得到调整，就可能逐渐加重，严重的甚至发展至抑郁症等精神障碍。

【心理处方】

1. **进行自我评估。**陈先生可以先自行做一些简单的心理评估，如抑郁筛查量表（PHQ-9）和广泛性焦虑量表（GAD-7）。如果心理评估结果为阳性，则建议尽早到医院精神卫生科或临床心理科接受专业的评估。毕竟我们只有了解自己的真实情况，才能更好地解决问题。

2. **采取行动策略。**我们可以通过一些认知技术进行自我调整，比如换个角度看待问题。以陈先生的情况为例，我们可以这样考虑：平常工作繁忙，现在也是一个难得的休假时间，可以利用这个时间好好放松一下，也可以适当做一些平时没时间做的事情；或者平常忙于工作都没有时间好好陪家人，趁着这段时间多陪陪家人，多和家人交流，分担一些家务。如果过于担心工作的事情，也可以进行网上办公。有事可做了，自己的思想和身体动起来了，低落的情绪也会慢慢好起来。同时，可以做些放松训练，这有助于情绪的恢复。另外，适当的运动也有利于情绪改善。

3. **需要专业帮助。**鉴于陈先生的情况，应该立即寻求专业心理咨询师或精神科医生的帮助，规范的心理治疗或药物治疗会让陈先生的情绪更快、更好地恢复。

小贴士

了解抑郁症的九种症状

下面列出了抑郁症最常见的精神症状,抑郁症几乎都有着这9个方面的部分特征,几乎每天都会出现这些症状。

1.一天中的大部分时间意志消沉。青少年表现为情绪莫名急躁。

2.在一天中的大部分时间内,对所有事情或者几乎所有的事物明显感觉兴趣不大或者不感兴趣。

3.没有节食但体重明显下降,或体重增加(例如1个月的体重变化超过5%),或食欲增加,或食欲降低。

4.失眠或者嗜睡。

5.激动不安或者反应迟钝。

6.疲劳或者无精打采。

7.感觉自己或者环境一无是处,或是感觉过多的、不恰当的内疚。

8.思考或集中注意力的能力下降,或者犹豫不决。

9.反复想到死,反复出现自杀的念头而没有明确的自杀计划,或试图自杀,或有明确的自杀计划。

(钱敏才)

33

我浑身疼痛不舒服,怎样才能好起来?

【案例链接】

　　我姓沈,是一名初一学生。因为开学不久,班里就有十多名同学感染水痘,所以当时我们班停课了,老师让我们在家里观察,不要出门,出现发热和水痘就马上去医院就诊。刚开始停课的两天,感觉还好,就当是多放了几天假,但后面十几天经常莫名其妙地感到烦躁,睡眠不规律,身体不舒服,一开始是觉得有劲没处使,慢慢地感觉身体这里痛、那里痛,有时是肩膀痛,有时是脚痛,有时是头痛,有时是说不清的不适感,感觉没有一天是舒服的。妈妈以为我出水痘或得了其他什么病,就带我去医院检查,但也没查出什么问题,医生只是说让我好好休息。那时就想出去打一场球,好好出一身汗。但是爸妈不让我出门,打电话给同学们也都说不能出门,要在家里观察。后面几天,老师开始组织上网课了,但我总是听不进去。家里还有一个四岁的弟弟,天天在家看动画片。我们家房子比较小,房

117

间的隔音也不好,我在上网课的时候也经常被弟弟影响。想在家学习又学不进,想出去打球又打不成,浑身不舒服。后来好不容易熬到能正常上学了,但这种不适并未缓解,东痛西痛,上课也痛,在家休息也痛,严重影响学习,学习成绩也明显下降了。爸妈总说我装病,不理解我,还说只要我把心思都放到学习上就没事了。上个月在我的反复要求下,又到医院检查了一次,还是没有查出什么问题。但我仍然感到浑身不舒服,我担心自己可能得了很严重的病,让妈妈再带我去更好的医院检查一下,可妈妈说已经检查过两次都没问题。但我就是不舒服,会不会有什么病没检查出来?或者生了一些特别奇怪的病,医生没遇到过?我不知道怎样才能好起来。

【答疑解惑】

沈同学的情况是不良情绪的躯体化表现,这种情况在青少年中并不少见。如果这种躯体不适感长期存在,就要考虑是否患了"躯体形式障碍"。

因为某些因素,比如患了水痘等传染病,我们突然不能随意出门,从而出现了很多不适应的情况。同时,因为家中空间相对狭小,易感到烦躁、压抑,不适感也会与日俱增。虽然后面恢复了正常的学习,但不适感可能仍会持续存在,并可能会面对新的不适应。

沈同学去医院检查过,身体并没有什么疾病,所以考虑为压力之下负性情绪的躯体化表现。这种情况在心理学上称为转化,是心理防御机制之一。

那么,什么是躯体形式障碍呢?就是患者有各种各样的身体不适的症状,因此反复就医、反复检查,虽然查不到阳性结果,但也不能打消其疑虑。即使有时存在某种身体问题,也不能解释患者所说的可能疾病。因此，患者很痛苦。这样的患者经常伴有焦虑或抑郁等情绪。躯体形式障碍的发生和持续与不愉快的生活事件、困难或冲突密切相关，但患者常否认心理因素并相信其疾病是躯体性的，需要进一步的检查，若患者不能说服医生或家人接受这一点，往往会很生气。

【心理处方】

1.**转移注意力**。当躯体不适感来临时，我们可以使用一些方法转移注意力来帮助自己减轻躯体不适感。如果我们因为生病住院或居家休息等，突然闲下来，会感到无所事事。这时，可以给自己做一份规律的作息时间表，有学习（或工作）时段、休息时段、娱乐时段、运动时段等，每天按照时间表来安排生活，尽可能把生活品质维持在相对稳定的水平，形成一定的稳定感。稳定感对于突发情况的应对是非常重要的。

2.**调整情绪**。压力之下，我们的负性情绪可能会变得比以往波动更大、程度更深、持续时间更久，并往往伴随多种复杂的感受。因此，应该寻找一些自己原来感兴趣的事情去做，开始时可能会有阻力，但坚持下去就会有所改善。

3.**接纳改变**。如果我们身体状态的改变是在遇到突发事件后的应激状态中发生的，那么这些改变在一定程度内是正常的。接纳改变有助于我们更好地生活以及应对突发事件。我们的应激状态也会随着突发事件的缓解而缓解，或随着自己对突发事件的逐渐适应而缓解。

4.**尝试一些放松技术**。我们也可以尝试应用心理学上普遍认可并有效的一些放松技术，如渐进性肌肉放松技术等，也可以进行一些简单有效的运动，运动有助于缓解躯体不适感。

小贴士

三分钟注意力练习

三分钟注意力练习有助于缓解焦虑情绪。告诉自己现在要做一个小练习。

第1分钟,我们称它为自我采访,可以轻声地问自己:"我的脑子里现在在想什么?我心里的感觉是怎样的?我的身体有什么感觉?

第2分钟,把思维的角度收窄,所有的注意力都用来数呼吸次数。

第3分钟,把注意力放到身体的感觉上,感受周围的环境、声音、气味,认真体会这种感受,但不做任何评判。

(钱敏才)

34

危机事件引发的生活改变让我难以适应，怎样才能好起来？

【案例链接】

我今年66岁了，是一名退休工人，开朗健谈，平时的生活乐趣不少，早上起床后可以去买菜、锻炼，见见朋友，聊聊天，来几局麻将，有时晚上还要出门去逛逛超市。但台风期间，在家里不敢把窗户开得很大，也不敢在窗户面前站太久，马路上积水已经有0.5米深，不能出门，感觉非常憋闷、紧张，身体有种说不出的难受。睡眠质量也大幅下降，晚上难以入眠、早上很早醒来，白天感觉迷迷糊糊，不像以前那样清醒灵活。对于平日"闲不住"的人来说，生活节奏突然放慢，甚至一整天都无所事事，实在难以忍受，我害怕自己会出现问题。

【答疑解惑】

任何人长时间在家中或一个固定的地方活动，都会出现身体以及情绪上的不适，这属于正常的心理反应。待自然灾害过去,居家避难的警戒解除之后,大部分人会自然而然恢复。

老伯性格外向,热爱交际,喜欢与不同的人沟通相处,体验新鲜感,并通过社交感受自己的价值。台风期间,日常的生活方式突然被打乱,老伯逐渐出现憋闷、心烦继而失眠多梦的状况,这是出现了适应问题。

我们可以通过与外界重新建立联系来缓解不适。居家在空间上限制了我们的活动,但是如果能够进行适当的转化以及赋予意义,我们在家中做的每一件事情都是在与自然灾害做斗争。调节好心理,同样能够感受到对生活的热情、价值与希望。

【心理处方】

1.**进行心理评估**。我们可以自己做一些简单的心理测验,如阿森斯失眠量表(AIS)和事件影响量表修订版(IES-R),前者用来评估睡眠状况,后者用来评估生活压力事件对我们造成的痛苦。若筛查阳性,建议前往精神科接受专业的评估和诊治。

2.**保持良好的情绪状态**。与家人一起进行棋牌等游戏,与亲属和朋友通过手机、互联网等方式进行沟通交流。年轻人也可以主动邀请老年人一起进行有意义的活动,让老年人感受到自己是被需要的、是有价值的,形成互相关爱的支持系统。

3.**给自己制定一个新的健康生活时间表**。保持规律的作息,尝试每天在家中运动,如太极拳、八段锦等。这样,一方面锻炼了身体、提高了免疫力,另一方面也丰富了生活,还给家人作了很好的榜样。还有一些老年人会养一些花草,在养植的过程中感受花草的变化,也可以与花草进行对话,来宣泄内心的负面情绪。

4.**积极的心理暗示**。面对灾难,我们的脑海里可能会不由自主地闯入一些可怕的想法,比如"万一我被台风或洪水卷走了，这太糟糕了"等。要注意，这些想法还牵动着我们的情绪。在这些可怕想法的影响下，易出现焦虑、抑郁等消极情绪。因此，尽量给自己积极的心理暗示，它可以帮助我们开心地度过每一天。

5.寻求医生的帮助。 如果情绪状态不好以及躯体不适感明显，如睡眠困扰、胸闷、头晕、身体说不出的难受等，并且症状持续未得到改善，要及时寻求专业精神科医生与心理治疗师的帮助。

💙 小贴士

"睡眠规律"知多少？

一般人的最佳上床睡眠时间在21—22时，这是因为人体在22—23时将出现一次生物低潮，如果一个人因某种原因在23时还未入睡，那么一过24时，可能就很难入睡了。对于年龄较大者及失眠者，更是如此。因此，按时睡觉非常重要。如果经常不按时睡觉，生物钟会被扰乱，引起失眠，易引发神经衰弱。有些人需要在夜间工作、白天休息，一开始会影响睡眠，时间长了，身体就会建立起新的睡眠时间条件反射，调整生物钟，以适应这种变化。有研究认为，早晨5时左右起床最为合适，因为早晨5—6时是生物高潮的顶峰，此时，人的精力最为旺盛。另外，午间短睡也是较好的习惯。如果自己工作、学习的性质不允许按照正常睡眠时间睡觉，则可根据自己的特殊情况进行安排，但一定要注意按时睡觉。

（胡珍玉）

35

我刚刚失去亲人，感觉快要崩溃了，怎样才能好起来？

【案例链接】

王女士叙述："前天，家乡突然发生了地震，我的父亲就永远离开了我们。当时，刚接到我哥的电话时，我都不敢相信我听到的一切，就像在做梦一样，我不愿意相信这是真的。我异常地平静，觉得这种事情不会发生在我的身上。我的父亲才52岁，前几天还视频聊天过，怎么突然就走了。之后，我开始慢慢接受父亲去世的事实，整个人都崩溃了，不停地哭泣，哭完了就发呆。有时觉得自己都快要疯了，什么都不想去做，也不想去想，感觉一切都完了。无法入睡，眼前不停浮现出父亲被房子压倒的整个过程，也会不自主地浮现他被淹没时挣扎痛苦的样子，即使睡着了也会梦到父亲。我现在感到非常自责，没有见到父亲最后一面。"

"我们一家人都沉浸在悲痛之中。我妈和我差不多，整天以泪洗面，晚上也睡不着。我老公还好些，他整天陪着我。女儿还小，还不懂事，不明白发生了什么，也没有和她多解释，但看到家里人的表现，她也吓得不敢出声。我担心我妈，我这种状态不知道什么时候能好起来，想起我整个家庭，我害怕我会倒下、会撑不住，我很崩溃，眼泪似乎都要哭干了。"

【答疑解惑】

王女士正处于亲人去世后的丧亲反应阶段，其中有正常的丧亲反应（悲恸），也有异常的丧亲反应，如急性应激障碍。

在自然灾害中，不时会有人遭遇失去亲人的痛苦。王女士面对父亲的突然去世，刚开始是否认期，不相信自己父亲去世的事实；接着，接受父亲去世后就进入第二期，这时候出现明显的异常情绪，有明显的恐惧，并且不停地想象父亲去世的场景，还有发呆、消极等表现，这些都属于异常丧亲反应，如果不干预可能出现更多的异常反应，如抑郁障碍或创伤后应激障碍等。

【心理处方】

1.**居丧干预**。好好整理死者的遗物，可以给死者办丧事，少留遗憾，让自己得到一些心理安慰，这对于走出丧亲之痛是十分重要的。

2.**家庭（社会）支持**。丧亲之初，伤者多处于情感休克期，会有悲哀、焦虑、孤独、无助、惊吓等诸多不良反应，此时他们迫切需要心理支持。因此，首先要取得他们的信任，建立良好的人际关系；然后鼓励其表达情感，给予安慰、关心，最好能有实际的接触与具体的帮助。

3.**情绪宣泄**。人的心理空间就如同一个容器，容量是有限的，一旦过量就会感到巨大的压力。对于遭受丧亲之痛的人，向亲友或者心理咨询师适度地倾诉是一种有效的方法，可以清除一些心理垃圾，从而减轻痛苦感。

4. 重建生活。人通常很难控制自己的情绪,但可以控制自己的行为。面对丧亲之痛,人很难摆脱痛苦,但可以带着痛苦去做自己该做的事,从而在做事中冲淡自己的痛苦体验,减轻痛苦对自己的伤害。具体做法是:想想自己当前有哪些事必须做,然后按轻重缓急安排好时间,再逐一去完成。另外,可出去旅游、发展新的兴趣爱好,尤其是做一些有益于社会的事情,这对于丧亲者重建生活是十分有利的。

5. 专业帮助。如果丧亲的悲伤情绪持续6个月以上依然没有缓解,并且出现了持续的睡眠、饮食困难,工作生活能力下降,甚至出现轻生的想法,还是要积极寻求专业人员的帮助。

♥小贴士

空椅子技术

空椅子技术可以帮助当事人全面觉察发生在自己周围的事情,分析体验自己和他人的情感,帮助他们朝着统整、坦诚以及更富生命力的生活状态迈进。空椅子技术可以帮助因亲人突然去世、很多话来不及说而产生了不良情绪的人早日走出丧亲之痛。这通常需要在家人和咨询师的陪同下完成。

1. 在当事人对面放一把空椅子,想象失去的亲人就坐在上面;也可以放一张白纸,在白纸上写上亲人的称呼;或是放一个枕头,代表去世的亲人。

2. 当事人闭上眼睛,在椅子上保持舒服的坐姿,注意调整自己的呼吸,慢慢地用鼻子深吸气,再缓缓地用嘴巴呼出来,全身放松,思想要完全沉浸在与亲人的对话中。

3.开始对话，说出想对亲人说却来不及说的话，使用第二人称对话，或者用平时的称呼对话。

4.结束对话后，和咨询师讨论，或者把感受说给陪同的家人或朋友听。

（张海生）

36

我获救了，为什么还总是做噩梦？

名人名言

黑夜无论怎样悠长，白昼总会到来。

——［英国］威廉·莎士比亚

【案例链接】

一天，小林同学上完晚自习像往常一样径直回家，独自一人进入垂直电梯上楼。"哐当"一声，电梯猛然颠簸，像遇上气流的飞机，整个世界瞬间变得漆黑一片。"啊！"小林的尖叫声持续了至少半分钟，在逼仄狭小的电梯里反复回响，她撕心裂肺地呼喊："救命啊！"声音尖锐刺耳，但是却得不到回应。她蜷缩到角落，可是只碰到冰冷的电梯壁。

"当时我感觉全身像触电了一般，害怕得不能呼吸，一动不动，整个人都快要崩溃了。"小林回忆道。

幸运的是，她很快被安保人员解救了。被解救时，小林脸色煞白，浑身不停地发抖，哭得梨花带雨。小林的父母随后也马上赶回家，一直安慰和照顾她。之后，生活似乎慢慢恢复了正常。可是，小林有一天看到新闻报道称有女子被困电梯后意外受伤，她又开始忐忑不安，担心自己再次被困电梯。此后，每当看到或听到与电梯相关的消息，她就会十分紧张和恐惧——心悸、胸闷、呼吸困难、头痛、手心出汗，甚至有时听到手机铃声都会吓得大叫起来。

她开始变得沉默寡言，有时麻木呆滞，没有安全感，对周围的环境格外警惕，对他人开始不信任。晚上也睡不好，总是做噩梦，梦到自己又被困在黑暗狭小的电梯内，半夜里一点风吹草动都会惊醒她。家人也不理解她现在的状态。

【答疑解惑】

这是小林同学在压力情境下的应激反应状态。她因意外被困电梯受到惊吓，被安保人员解救后虽逐渐恢复正常，但是在看到女子被困电梯受伤的新闻报道后，小林的内心变得忐忑不安，恐惧害怕，并反复出现与电梯有关的梦境，时常从噩梦中惊醒，非常害怕再次发生意外而被困在电梯内，听到或看到与电梯相关的消息，会出现心悸、胸闷、呼吸急促、头痛等不适。同时，缺乏安全感，对周围环境很警惕，存在回避行为。情感有时变得麻木，感到极为孤单，对他人开始不信任，也不愿意与人交流，社会生活也受到了影响。随着时间的推移，倘若小林同学的紧张恐惧没有缓解，反而愈演愈烈，那么可能逐渐发展成为创伤后应激障碍。

这种情况需要家人多给予她理解支持和陪伴，必要时及时到医院就诊，寻求专业医生的帮助。

【心理处方】

1. 自我评估。小林同学可以在家里做一些简单的心理测验，如焦虑自评量表（SAS）、抑郁自评量表（SDS）和匹兹堡睡眠质量指数（PSQI）。如果筛查分数超过临界值，可以拨打心理危机干预热线咨询专业人士。症状比较严重难以忍受者，可以到医院精神科或临床心理科接受专业的咨询评估。若出现问题，我们要正视，以更好地解决问题。

2.规律生活,转移注意力。 在意外面前,每个人都会出现恐慌、焦虑等情绪,从而变得更敏感或更关注身体状况。在这种情况下,日常生活中更要保持规律饮食、正常作息,保证充足的睡眠。学会转移注意力,丰富自己的日常生活,不要过度关注负面情绪。

3.移情易性锻炼。 打开音乐,清清嗓子,尝试唱一些歌曲;找出笔记本,写下自己的想法和感受,或者难忘的人和事;看一些自己喜欢的电视剧或书籍,规划自己即将投入的工作;与朋友聊天,回忆美好的事情和情境;还可以练习书法、下棋、做手工、养花草、整理家里物品等。

4.专业帮助。 必要时及时就医,直面内心的问题,向精神科医生或心理治疗师寻求专业的帮助。

小贴士

眼动脱敏技术

让求助者想象一个创伤场景,同时眼睛追踪治疗师快速移动的手指,然后集中调节其认知和警觉反应。反复多次,直至患者在移动眼球时,在治疗师指导下产生的正性想法能与场景联系起来,警觉反应减轻。有学者认为,该技术之所以有效,可能与再暴露或修复创伤记忆时治疗师给予的正性反馈和指导有关,而不是由任何快速眼球运动、节律或治疗中的其他生理效应获得的。

(高静芳)

37

如何评估自己的心理健康状况?

【案例链接】

　　郭老师是一名工作刚满2年的小学教师,也是一位3岁宝宝的妈妈。她性格开朗,兴趣广泛,工作认真负责,家庭幸福美满。但2个月前班上学生的一次意外骨折事件让她变得焦虑不安,工作、生活节奏都被打乱了。

　　意外发生后,郭老师在学校里总是提心吊胆,下课铃一响,她就担心学生在楼道里出意外,害怕同学间推搡会发生磕碰和伤害。同时,郭老师感觉自己的工作能力也下降了,有点力不从心。近段时间,她经常记不住备课的内容,有时上课到一半,她忽然忘记要说什么了。郭老师变得没有信心,认为自己上不好课也管理不好学生。

　　就算下班回家,郭老师也无法放松她那紧绷的神经,她开始关注3岁儿子的一举一动。因为害怕儿子出意外,郭老师要求婆婆尽量少带儿子出门,在家也担心儿子会不小心摔伤、烫伤,不让他玩,不让他跑,不让儿子离开她的视线半步。婆婆抱怨她过于紧张,控制欲太强,感觉她以前还好,现在怎么像变了个人似得。

郭老师的丈夫是一名内科医生,前段时间,他报名参加援外工作。郭老师得知后,整个人变得郁郁寡欢。后来,一接到丈夫的电话,她就会心跳加快、呼吸急促。她实在是受不了了,朝着丈夫发了一通脾气,把所有的委屈、怨恨都发泄出来。

随后,郭老师脾气越来越大,丈夫也很无奈,有时也不免吵起来,郭老师又伤心又生气,又哭了起来……

【答疑解惑】

案例中郭老师一反常态,对工作失去了信心,时常担心发生意外,控制欲很强,对老公频繁发脾气,经常出现心跳加快、呼吸急促的症状,这到底是不是出现了心理问题呢?首先,我们来看下正常心理的标准。

1.心理活动的稳定性。心理发展及其表现有自身的内在规律和稳定性,即过去、现在和将来的我都存在着内在和必然的联系,突然的、不符合规律的变化预示着心理健康水平下降。

2.心理活动与环境的协调性。个体的心理活动应与环境保持协调,如果协调性遭到破坏,如对客观世界歪曲和虚构,都提示异常心理发生的可能。

3.心理活动的内部协调性。心理活动中的认知、情感和意志活动应是协调一致的,与行为也保持一致。

根据以上三个标准,我们可以从认知、情感和意志行为三个方面进行自我评估。

1.认知。注意力、思维等方面是否一反常态,例如注意力不易集中、反应迟钝、记忆力减退或增强、话语增多或减少等。在该案例中,郭老师表现为近期存在记忆力减退、注意力不集中等。

2.情感。 情感表现是否与环境、心理活动内部协调。正常情感反应性应与主观体验、外部刺激相应和配合,应随着外界刺激和主观体验的不断变化而变化。例如遇到一件令人开心的事情就会笑,看到小孩不乖就会生气,这些是正常的情感反应。该案例中,郭老师的情感反应正常,在得知丈夫要去援外工作后,她因为担心丈夫而变得郁郁寡欢。

3.意志行为。 在行为上是否较以往有异常或者与心理内部活动不协调。该案例中,郭老师对儿子的一举一动都很关注,并且变得爱发脾气,对工作感到力不从心等。

如果发现以上三个方面任何情况与心理健康标准相悖,就应重视起来,及时进行适当的自我调整,可以前往医院精神科或心理科就诊,接受专业的评估和诊治。

【心理处方】

1.纠正不合理的想法。 在过度应激状态下易出现灾难化认知,实际上是过分放大了危险。纠正不合理想法的第一步是还原事实,即对自己担心的事情进行分析,评估危害性有多大。有时候自己的评估不一定准确,要与信得过的人讨论,达成共识。然后,掌握预防意外发生的正确方法,将这些安全知识传授给孩子,教育孩子远离危险的事情,如高处、火、刀具、电源插座等,同时学习一些必要的急救知识。以上这些方法可以帮助纠正不合理的想法。

2.了解自己的情绪。 焦虑、抑郁等不良情绪不仅可以通过表情展现出来,也会体现在身体上,如疲乏无力、坐立不安、心慌胸闷、恶心纳差、反复如厕、手抖脸红、睡眠紊乱等,还可以从家人、朋友等周围人的反馈中了解自己的情绪状态。若出现不良情绪,可以先通过深呼吸、运动、转移注意力等方式调节。若症状持续加重,建议寻求心理咨询师或精神科医生的帮助。

3.**丰富活动,做自己喜欢的事情**。工作时间外,可以进行适当的运动,如跳操、跳绳、瑜伽等;可以看书、看电视剧、听音乐等;也可以学习一些新技能,如烘焙等。重要的是做自己喜欢的事情,或者自己过去想做但没有时间做的事情。

💙小贴士

记录自己的行为和情绪

对于很多人来说,记录自己的行为和情绪很有帮助。这种方法可以用来"监控"我们日常的行为及其伴随的情绪。如果感到焦虑或愤怒,可以试着在日记本中记录此刻的情况,并对焦虑或愤怒进行1~10的评分(或者轻度、中度、重度)。对于那些不能注意到行为所伴随的情绪及情绪变化的人,记录自己的行为和情绪尤其有用。

(陈 炜 魏丽丽)

38

有哪些简单的心理小测验适合自己在家做?

【案例链接】

　　我是个性格豁达的人,是同事和朋友的"开心果"。我平时能吃能睡,有什么事情都不放在心里,睡一觉就翻篇儿了。2023年春节前,我原本工作6年的公司突然宣布倒闭了。失业后,我尝试投了一些简历又接连碰壁,一时无事可做,整天蜗居在家。起初,我的食欲还不错,睡眠也规律,但后来慢慢变得什么都不想吃,晚上睡觉也越来越迟,白天浑身没力气,有时还感觉胸口闷闷的。父母也开始对我不满,整天唠叨嫌我起床晚、不叠被子、一直盯着手机和电脑。我也看不惯他们在菜场收摊前才去买一些不太好的菜,剩菜剩饭也留着不肯倒掉,难道不知道这样会增加生病的风险吗?家里时不时就能因此争吵几句,有时我就因为没有及时关灯也能被骂上半天,真是烦死了。互联网上说有所谓的"长假综合征",我该不会中招了吧,赶紧上网做做小测验。

　　互联网上有好多小测验,但对于测评结果,说法不一,有的说我没有抑郁,有的说我抑郁很严重,有的又说我有焦虑。所以我觉得很奇怪,我到底有没有问题,有什么问题?而且我最近睡得越来越晚,不知道是怎么回事。我犹豫是否去医院就诊,担心可能因过度担忧而被误解为存在精神方面的问题。

【答疑解惑】

原有的工作、生活节奏被打乱后,很多人会有各种各样的情绪反应,其中包括因事件本身造成的自我否定以及对未来各种不确定性的担忧,有的人可能会进而产生很多负面情绪。对此要及时进行有效评估,才能有针对性地进行调整甚至治疗。如果这种情况长时间得不到很好调适,则有可能发展为严重的情绪问题。当出现类似问题时,可以选择一些信效度较高的、既专业又简单的量表在家中先进行测试,这些测试结果可以为我们接下来的决策提供一定的帮助。

【心理处方】

1.要评估情绪、睡眠等情况,可以采用广泛性焦虑量表(GAD-7)、抑郁筛查量表(PHQ-9)、阿森斯失眠量表(AIS)、事件影响量表修订版(IES-R)、心理健康自评问卷(SRQ-20)等。

2.在开始每份评估之前要仔细阅读指导语,正确理解每道题目;完成评估后要正确解读测评结果。避免短期内重复评估同一量表。

3.量表只作为初筛工具,不具有诊断意义。如果筛查结果为阳性,可以前往医院精神科或心理科接受专业的评估。了解自己的真实情况,才能有的放矢地解决问题。

♥ 小贴士

常用的焦虑、抑郁、失眠自评量表

● 广泛性焦虑量表(GAD-7)

根据过去2周的情况(如果距离前次测试仅相隔1周，则评估过去1周的总体状况)，请您回答是否存在下列描述的情况，及其频率如何，请看清楚问题后在符合您情况的数字前打"√"。

在过去2周，有多少时候您受到以下任何问题的困扰？

问题	完全不会	好几天	一半以上的天数	几乎每天
	0	1	2	3
1.感觉紧张、焦虑或急切	0	1	2	3
2.不能停止或控制担忧	0	1	2	3
3.对各种各样的事情过度担忧	0	1	2	3
4.很难放松下来	0	1	2	3
5.由于不安而无法静坐	0	1	2	3
6.变得容易烦恼或急躁	0	1	2	3
7.感到似乎将有可怕的事情发生而害怕	0	1	2	3

结果评定：每一道题目的得分相加为要评判的总分。0～4分，没有明显焦虑症状；5～9分，可能有轻度焦虑症状；10～14分，可能有中度焦虑症状；15～21分，焦虑症状可能较严重。

● 抑郁筛查量表（PHQ-9）

下列问题指的是您过去2周的真实感受，请看清楚问题后在符合您情况的数字前打"√"。

问题	完全不会	好几天	一半以上的天数	几乎每天
	0	1	2	3
1.做事时提不起劲或没有兴趣	0	1	2	3
2.感到心情低落、沮丧或绝望	0	1	2	3
3.入睡困难、睡不安稳或睡眠过多	0	1	2	3
4.感觉疲倦或没有活力	0	1	2	3
5.食欲不振或进食太多	0	1	2	3
6.觉得自己很糟糕，或觉得自己很失败，或让自己或家人失望	0	1	2	3
7.对事物专注有困难，例如阅读报纸或看电视时不能集中注意力	0	1	2	3
8.动作或说话速度缓慢到别人已经觉察？或正好相反，烦躁或坐立不安、动来动去的情况更甚于平常	0	1	2	3
9.有不如死掉或用某种方式伤害自己的念头	0	1	2	3

结果评定：每一道题目的得分相加为要评判的总分。0～4分，无抑郁；5～9分，轻度抑郁；10～14分，中度抑郁；≥15分，重度抑郁。

● 阿森斯失眠量表（AIS）

如果在过去1个月内，以下问题每周至少发生3次，请您勾选相应的自我评估结果。

项目	0分	1分	2分	3分
1.入睡时间（关灯后到睡着的时间）	没问题	轻微延迟	显著延迟	延迟严重或没有睡觉
2.夜间苏醒	没问题	轻微影响	显著影响	严重影响睡眠或没有睡觉
3.比期望的时间早醒	没问题	轻微提早	显著提早	严重提早或没有睡觉
4.总睡眠时间	足够	轻微不足	显著不足	严重不足或没有睡觉
5.总睡眠质量（无论睡多长时间）	满意	轻微不满	显著不满	严重不满或没有睡觉
6.白天情绪	正常	轻微低落	显著低落	严重低落
7.白天身体功能（体力或精神，如记忆力、认知力和注意力等）	足够	轻微影响	显著影响	严重影响
8.白天嗜睡	无嗜睡	轻微嗜睡	显著嗜睡	严重嗜睡

结果评定：总分是每一题的得分相加。总分在0～3分，无睡眠障碍；4～6分，可疑失眠；总分>6分，失眠。

（仇雅菊）

39

平常很淡定的我怎么变得容易紧张了？

【案例链接】

　　我是一个新手妈妈，刚诞下了一个宝宝。平时在公司里同事们都叫我"淡定姐"，因为再烦琐棘手的事情到了我的手里都能迎刃而解。

　　我在家坐月子休养期间受凉感冒了，出现了咳嗽、头晕、乏力等症状。起初，我并没有很紧张，告诉自己只是普通感冒而已，不要紧的。可是，随后宝宝也开始持续发低烧，白天和夜里一直哭闹，不肯喝奶。带宝宝去医院新生儿科反复就诊后，我开始变得不淡定了。只要宝宝咳嗽一声，我就会很紧张，尤其看到媒体报道经常输液对新生儿身体发育有影响，家人对我和宝宝的身体也格外关注。当我看到宝宝有一点不舒服，就不由地惶恐不安，担心宝宝生病，更担心宝宝被我传染。这一连串的担心使我每天神经紧绷，根本放松不下来。我每天躺在床上不停地胡思乱想，总是睡不着，一点都不像以前那个淡定的自己。

【答疑解惑】

　　焦虑和恐惧是个体在面对压力时的正常反应。适度的焦虑有助于个体度过危机，但过度的焦虑则不利于危机的应对，甚至会有损健康。"淡定姐"在坐月子期间感冒，出现咳嗽、头晕、乏力等症状，起初并没有很担心。然而，后来宝宝开始持续低烧，她联想到自己的症状与宝宝的似乎颇为相似。面对突如其来又难以控制的事件，她开始变得不淡定，情绪不稳，出现焦虑情绪和躯体方面的不适。

在这种情况下，我们需要及时适当地进行自我调整，学会觉察自己的身体状况和情绪反应，不要随意"对号入座"。

如果情绪长时间得不到很好缓解，则有可能发展至焦虑症。

【心理处方】

1. 做好心理上的自我调适。学会识别自己生理和情绪上的不适反应，倾听自己的内心，觉察自己的情绪，学会给自己积极的心理暗示，做好心理上的自我调适。

2. 及时宣泄负面情绪。面对意外事件，出现负面情绪是正常的，当自己无法排解时，要学会寻求帮助。如将自己的感受告知家人，多与亲朋好友沟通；也可以通过深呼吸和冥想训练让自己放松下来；找到自己喜欢的娱乐和放松方式，如听轻音乐、练瑜伽、看电影、看书、做手工、绘画、学做美食等。

3. 快乐饮食。适当吃点甜点可以有效地减轻压力。有时候，吃也是一种快乐，特别是吃一些"快乐食物"。如香蕉中含有生物碱，这种物质可以振奋精神和提高信心；富含色氨酸和维生素 B_6，这些物质可以帮助大脑制造5-羟色胺，能使人的心情变愉悦，减轻疼痛和忧郁。此外，"快乐食物"还有深海鱼、橄榄油、全麦面包、南瓜、樱桃、菠菜等。

4. 规律作息，充足睡眠，适当运动。规律作息可以很好地维持器官功能和身体健康。为了提高免疫力,充足的睡眠和适当的锻炼是必要的。它们不仅可以帮助个体迅速激活免疫系统,提高机体免疫功能,还可以协调大脑皮质,增强肌纤维的功能,让全身放松,同时缓解压力。

♥ 小贴士

腹式呼吸放松训练

腹式呼吸,也称深呼吸或放松呼吸,是一种通过慢节律深呼吸的方式来减轻压力、进行放松的简单训练方法。焦虑、压力大或疼痛的人最常出现浅而快的呼吸。腹式呼吸就是取代浅快呼吸的一种更放松的呼吸方式。呼吸放松了,焦虑情绪自然也就减轻了。

腹式呼吸放松训练可以配合舒缓的音乐进行。

1.感受正常呼吸模式。在进行腹式呼吸前先感受自己正常的呼吸模式,因为腹式呼吸需要改变正常呼吸的幅度和节律。

2.躺下,放松身体。

3.把手放在正确的位置。躺下后,把右手放在胸部,把左手放在腹部(肋缘下位置),尽量放松双手,感受呼吸时胸部和腹部的运动,这样可以帮助确认做得正确与否。

4.吸气和呼气。用鼻子吸气,用嘴呼气。吸气时,最大限度地向外扩张腹部,保持胸部不动;呼气时,最大限度地向内收缩腹部,保持胸部不动。仔细体会腹部的一起一落。

5.每天坚持训练10～15分钟。

(高静芳)

40

正念练习，觉察身体

【案例链接】

小王今年30岁，是一名公司职员。据小王所说，公司今年效益很差，把他辞退了，他猝不及防地失业了。他平时比较直爽，很少与人发生较大的矛盾或冲突。不知怎地，失业之后，他特别容易发脾气，有时候一点小事就让他莫名地很生气。前几天，他和妻子大吵了一架。那天晚上，妻子下班回来，反复向他倾诉工作中的烦恼，小王就感觉胸腔中有一股怒火在积聚。终于，他忍不住对妻子大吼："你明明知道我丢了工作，还反复跟我说你单位的事情，是在跟我炫耀你有工作吗？你怎么那么恶毒！"妻子先是被他吓到了，但马上就转过神来，随即和小王大吵了起来。他们都很生气，虽然现在已经和好了，但是小王很担心自己会再次忍不住和妻子吵架，他不知道怎样才能控制自己的脾气。

心理医生问他："如果你能再一次回到和妻子吵架的情景中，比如刚刚为她打开门的瞬间，你能告诉我，那个时候你的情绪和想法吗？你可以闭上眼睛，回到那个时候，体会一下。"

小王说："哦，我想到了！那段时间，我因为失业而感到很自卑，我常常在反思过去工作中的错误，担忧我的未来，陷入心理内耗之中。当妻子向我倾诉她在工作中的苦恼时，我没办法感同身受，反而感到很愤怒。当时我想：你只是工作不顺利而已，而我丢了工作，变成了无业游民，难道你要让我这个无业游民安慰你吗？现在想想，我的反应过度了，妻子只是想向我倾诉烦恼而已，她其实没有恶意。"

【答疑解惑】

小王对妻子的愤怒源于自己失业后的心理危机。突然失业不仅让他感到焦虑，担心自己的未来，还降低了他的自尊感，使他变得自卑，对自己的能力没有信心，感到既沮丧又挫败。因此，当妻子向小王倾诉工作中的烦恼时，小王内在的自卑感和挫败感被唤起，这种感觉让他感到愤怒。

但他当时并没有觉察到自己内心真正的情感和想法，没有觉察到自己的情绪其实源于自己的自卑，只是被表面现象引起的愤怒情绪所左右，而妻子又被他爆发的情绪激怒，在这种状态下，发生争吵也就不奇怪了。若他能早一些觉察到自己对妻子的关心，早一些安抚自己的焦虑情绪，这场争吵可能就不会发生了。

对此，正念练习也是一种应对方法。正念练习不仅可以提高我们对情绪的觉察能力、消除暂时的负面情绪和降低压力水平，还能帮助我们获得更好的睡眠、改善注意力。

【心理处方】

正念练习前准备：选择安静舒适的场所，可以坐在椅子上，也可以躺在床上。常用的练习方法有正念呼吸、正念行走、葡萄干静观练习等。

1.正念呼吸。选择一个舒适的姿势，坐着、靠着或躺着都可以，将注意力集中在呼吸上。静心体会自己的一呼一吸，体会呼吸过程的变化，以及伴随的身心感觉。在这个过程中，很多人会走神，此时，只需要以温和的态度将注意力拉回到呼吸上。

2.正念行走。选择一条你可以来回走动的小路，站在小路的一端。双脚并列，双膝放松，可以自由地弯曲。双臂松弛地放在身体两侧，两眼直视前方。把全身的注意力都集中到双脚上，感受脚掌与地面接触的直观感觉，以及全身的重量通过双腿传递到地面的感觉。轻轻地抬起左脚后跟，注意小腿肌肉感觉的变化，然后继续抬起左腿，把全身的重量转移到右腿上。全神贯注地感受左腿和左脚向前迈进的感觉，以及左脚后跟着地的感觉。同理体会右脚和右腿的变化。通过这种方式，一步一步地从小路的一头走向另一头，要特别注意脚底与地面接触时的感觉，以及腿在迈动时肌肉拉动的感觉。持续行走10～15分钟。

3.葡萄干静观练习。拿起一粒葡萄干，放在手掌上。①观察：用眼睛探索它的每一个细节，比如色泽、凸起等。②触摸：感受它的质地。③闻味：把葡萄干放在鼻子下面，吸入它散发出来的芳香。④放入口中：慢慢地把葡萄干放到嘴唇边，轻轻地放入口中，不要咀嚼，用几分钟体验它在口中的感觉，用舌头去探索。⑤品尝：有意识地咬一口，品尝每一次咀嚼它所产生的味道变化,注意嘴巴里纯粹的味道和质地。⑥吞咽:当你认为可以吞咽时,看看自己能不能在第一时间觉察到吞咽意向。⑦体会:看看葡萄干进入你的胃之后,还剩下什么感觉,然后体会在这次全神贯注的品尝练习后全身的感觉。

♥ 小贴士

活在当下的智慧

当你情绪低落时,可以尝试呵护自己的心灵。每天都抽出一点时间,做一些关爱自己的事情,比如唱一首歌、看一部电影或者多给自己一些睡眠时间。想办法奖励自己,比如给自己做一顿美味的晚餐。学会让自己停一停,每天花一些时间练习平静。调低电子设备的音量,让自己平静地坐几分钟,什么事也不做,聆听内心此刻的声音,让自己的意识休息片刻。

活在当下,感受当下,学会控制情绪,适时表达关怀。

(邢丽丽)

41

烦恼能装进保险箱吗？

名人名言

大多数人最烦恼的苦事，就是苦思冥想。

——[英国]詹姆斯·布莱斯

【案例链接】

我生性内向、敏感，人多的时候爱待在角落里，给人的印象是孤独而冷酷。虽然已经大三了，但还是没有几个知心的朋友，我知道这与我的性格有关。

有个周日，我乘公交车去书店，上车后便缩在公交车最后一排，拿了本杂志看起来。车厢里人不多，可能空调坏了，闷热的空气让人感觉不舒服。在我抬头时，右前方穿碎花裙的女生正对着我迅速地收起手机，我没有在意，当我再次抬头时又是如此，然后——我发誓——她在拍我。

我猛地把腿收回来，膝盖撞到前座，前座的大叔转头皱眉瞪我，但我顾不上道歉。我在想这个穿碎花裙的女生肯定在偷拍，说不定已经发到哪个群里，"今天公交车上遇到个阴森森的男生"。联想到上周学校食堂里那两个女生也是这样，我走过时她们突然憋笑，我认为他们一定是在嘲笑我，那些藏在镜头后的窃笑，那些被传到网上的偷拍视频，那些评论区里"渣男，死宅真恶心"的留言……想到这里，我愤怒极了。"别拍了！"我大声喊了一句。安静的车厢里,这声音显得非常刺耳,人们都将目光投向我这里。穿碎花裙的女生惊恐地睁大眼睛,把手机护在胸前,这更加坚定了我的判断。然而,在人们异样的目光注视下,我显得非常尴尬,因为我没有胆量去索取证据,即使去索取证据,万一没有拍你怎么办? 我想大家一定认为我是个疯子,所以内心感受到未曾有过的煎熬,站也不是、坐也不是,真想找个地缝钻进去。这时,到站停车了,我就狼狈地跳下车,可算解脱了。

后来每每回想起这次的经历,我都感觉我当时的形象一定非常难看,这令我异常郁闷,久久不能解脱,我不愿意想这些不开心的事情,但是大脑好像不受我控制,会自动去想这些事,心很累,我很想让自己轻松一下,但不知道该怎么办。

【答疑解惑】

每个人都有自己的性格特征,有的敏感多疑,哪怕一些事情与己无关,也会想很多;有的多思多虑,俗话说爱操心;有的急躁易怒,粘火就着;有的做事刻板,缺乏灵活性;有的思考问题全面,做事严谨,追求完美;有的不温不火,做事慢条斯理等等。这是由每个人的先天素质和后天环境的影响所形成的行为模式,而性格特征是影响行为模式的核心要素。这种千差万别的性格特征在现实生活中并无好坏之分,然而在面对压力时,有的人则会表现出明显的心理问题,产生苦恼,甚至影响社会功能和生活质量。就像这位同学,有敏感多疑的性格特征,常消极自责,会出现强迫思维等,使其感到心烦、很累。这被认为是一般的心理问题,随着环境的改变和压力源的消除,很快会恢复常态。而学会一些疏导不良情绪的技巧,当遇到这种情况时可以用于减轻心理困扰。

【心理处方】

1.**做一些室内运动**。研究发现,各种形式的运动都能使我们身体分泌多巴胺,它具有使我们的情绪恢复平静和愉悦的功效。当我们发现自己出现烦恼情绪时,不要坐着苦思冥想,这样可能会使我们更加烦恼。我们可以起身去做一些运动,比如跳绳、健身操、瑜伽等,都是很棒的选择。

2.**觉察并接纳自己的情绪**。人的情绪在一天中会不断起伏变化,有时在高潮,有时在低谷。我们需要充分觉察自身情绪变化的过程,就像一个客观的第三方观察着别人的情绪。这样做可以使我们与自己的不良情绪保持一定的距离,避免盲目地受制于自己的情绪。如果我们对自己的情绪采取了接纳和包容的态度,那么我们的情绪就可以流动,而不会被淤积,不良情绪渐渐地就会自然消散。

3.**学会运用"保险箱"技术来处理烦恼**。我们可以将自己任何形式的烦恼,比如一些画面、记忆、念头和情绪感受等,都想象成有形的实体,我们可以在脑海里把这个象征烦恼的实体打包,然后将其装进一个很安全的"保险箱"里。这个练习可以帮助我们与自己的情绪分离,而不再被情绪所困扰。

4.**寻求专业的帮助**。如果烦恼情绪过于强烈,感到自己可能会有危险。建议寻求专业心理医生的帮助,可以拨打心理援助热线进行咨询,也可以前往当地医院精神科或心理科就诊。

"保险箱"技术

找一个安静舒服的地方坐着或躺着,闭上眼睛,使身体尽可能放松。然后把注意力放到自己的呼吸上。深深地吸气,缓缓地吐气……现在在自己的脑海里想象一个保险箱,它可以是以前见过的一个真实的保险箱,也可以是一个虚构的保险箱。

接下来仔细观察:它是什么颜色的? 它是什么材质的?它有多大(多高、多宽、多厚)? 这个保险箱的内部结构是怎样的?

再仔细观察这个保险箱的细节:箱门容不容易打开?开关箱门的时候有没有声音? 保险箱的锁是怎样的? 是密码锁,还是一个真实的锁?

当你看着这个保险箱时,试着关一关,它是否绝对牢靠?

接下来,把你最近感到烦恼的东西(它们可能是一些画面、声音、记忆、事件,还可能是一些人或者一些情绪感受,比如孤独、悲伤、愤怒、恐惧……),不论是什么,都想象成一个个有形的实体,比如一块石头、一张网、一个球、一张小纸条、一本书、一个毛绒玩具……然后小心地将它们打包好,使它们变得足够小,最后一个一个装进这个保险箱里。

装进去之后设计一个只有自己知道的密码,并将保险箱锁好。再检查一下保险箱是否已经足够安全,不会被打开。然后,把保险箱放到一个只有你自己知道,任何人都找不到的地方，比如外太空、深海海底或者遥远沙漠的沙子里，或者一个从来没有人去过的小岛……你准备把这个保险箱放在哪里呢？

现在世界上除了你，别人不会知道有这样一个保险箱存在，这些烦恼和痛苦的感受都被存放在了那里，它们不会再来打扰你。

（卢蕴容 胡立伟）

42

给自己一个拥抱

【案例链接】

我是一名医生,在地震灾后,我在救助患者的定点医院进行急诊工作,最近感觉工作压力很大。这种压力与以往不同,除工作量较大以外,心理压力也较大。我每天要近距离接触很多急重症患者,虽然自己已经有一些心理准备,但心里还是很紧绷,无法放松下来,一天工作下来身心疲惫,有种说不出来的无力感。因为工作在高强度的一线岗位,整个人很难放松下来,经常会有紧张、焦虑、心神不宁的感觉。之前,我的睡眠一直挺好,最近却出现了问题,比如入睡慢、睡眠浅、做噩梦等,感觉很难像以前一样通过睡眠来恢复精力,第二天的工作也会受到影响。我想改善一下现在的状态,但能做些什么呢?

由于地震,我们住的酒店很多公共设施关掉了,我每天回到酒店就是待在自己的房间里,也不想看电视,除了看手机,感觉好像没什么事情能做了。手机里也全是最近地震后的相关内容,铺天盖地的新闻报道,哪里的死亡人数又上升了,哪里又来支援了,看完心里五味杂陈。尽管目前我们所处的地方是相对安全的,但还是忍不住去想:万一再次发生地震,自己受伤怎么办?家人怎么办?地震会不会再次发生?自己越想越害怕,可是又控制不住自己。

【答疑解惑】

求助者在灾后救助期间坚守在高风险的一线医务岗位,除工作量较大之外,还要承受不同于常人的心理压力,如担心自己受伤、不能陪伴在家人身边、日常生活规律被打乱等,产生焦虑、紧张、无助感等,同时睡眠也受到影响。这些情况对于在一线岗位工作的医护人员还是很常见的。

任何人碰到上述情况都不免担心焦虑,何况是身先士卒的医护人员。尽管他们常说自己早已看惯生死,但那毕竟只是加油打气的一种方式。医护人员更应该明白,在这种艰难时刻,产生担心、害怕的情绪都是正常的心理反应。对自己过分苛责会加重不良情绪,接纳和调整是解决之道。

我们可以通过一些有规律的活动和放松技巧来有意识地进行调整。

【心理处方】

1.**避免长时间工作,定期安排换班**。根据工作排班尽量形成有规律的生活作息,劳逸结合。

2.**尽量保证有效睡眠**。睡前半小时不查看地震的相关信息,可通过腹式呼吸、蝴蝶拍等让自己平静和放松下来,保证良好的睡眠环境。

3.**给自己安排一些放松的活动**。休息时可听听轻音乐来帮助舒缓情绪,每天保持适量运动,如做健身操、原地快走、深蹲、仰卧起坐、瑜伽等。

4.接纳焦虑情绪。救灾期间，一定程度的焦虑、紧张、恐慌等情绪都是正常的心理反应，适度焦虑可以帮助我们更好地做好自我保护，更好地工作。

5.与家人保持联系，获得情感上的支持。可通过微信、视频等方式与家人保持联系，互相给予心理和情感上的支持。

6.积极自我暗示。肯定自己的付出，肯定自己的工作价值，提高自我效能。

7.饮食清淡、丰富。可适量口服维生素C，提高自身的免疫力。

小贴士

自我安抚技术——蝴蝶拍

蝴蝶拍是一种自我安抚、寻求和促进心理稳定化的方法，可以帮助增加安全感和积极感受。这种练习通过对身体进行双侧刺激，促进信息加工，激活副交感神经，从而使我们的情绪趋于稳定、身心恢复平衡。

找一个舒服且稳定的姿势坐好，双脚稳稳地放在地面上，双手自然地垂在腿上，脊背挺直但不僵硬，让全身放松，眼睛可以轻轻地闭上或微微地眯着，专注于前方某一点。

双臂在胸前交叉，右手在左侧、左手在右侧，像蝴蝶的翅膀一样轻拍自己对侧的肩膀。双手轮流轻拍自己的臂膀，左一下、右一下为一轮。慢慢地深呼吸：深深地吸气，吸气的时候感觉新鲜的氧气通过鼻腔进入身体，腹部慢慢地鼓起来；缓缓地呼气，呼气的时候感觉身体内的浊气都排到了体外，腹部慢慢地回缩。观察自己心里和身体内流动的东西(想法、想象、声音、气味、情感和躯体感觉),不要去改变、评判或推开自己的想法。

轻拍4~6轮为一组。停下来,深吸一口气,体会身体的感受。可以从日常生活或既往经历中选择一件让自己感觉愉快、有成就感、感到被关爱或其他正性体验的事件及积极体验的画面,仔细体会它所带来的身体感受。如果好的感受不断增加,可以继续下一组蝴蝶拍。如果在轻拍的过程中出现负性内容,可以告诉自己"没事,现在只需留意到积极的方面,不好的内容以后再处理"。

结束一组蝴蝶拍后,可以用一个关键词(如温暖、力量、平静等)来代表这个事件,想着这个关键词继续做几组蝴蝶拍。另外,可根据需要适当增加组数。

(胡珍玉)

43

心烦意乱时，可以试试着陆技术

名人名言

　　如果你对周围的任何事物感到不舒服，那是你的感受所造成的，并非事物本身如此。借着感受的调整，可在任何时刻都振奋起来。

——[古罗马]马可·奥里利乌斯

【案例链接】

　　半个月前，我出现喉咙发痒、难受的感觉，有时有干咳、低热。听说我居住的小区里有人被确诊艾滋病，我在想，平时在小区里我们会不会已经见过面了？他乘坐过的电梯，我会不会也乘坐过？自己会不会被传染了艾滋病？于是到医院就诊，医生给我抽血化验，做了相关检查，检查结果都是好的。医生告诉我没有患艾滋病，只是普通感冒而已。但我还是不放心，因为听说现在很多艾滋病患者的症状并不典型。我又换了另外一家医院重新抽血化验，医生还是告诉我没有感染艾滋病病毒。我也基本接受了医生的观点，可心里还是老想着这件事。之前喉咙发痒和咳嗽的症状已经消失了，但总觉得喉咙好像有什么东西哽住似的，不舒服。有医生跟我说："会不会是心理作用？"我也开始怀疑或许是心理作祟，但我控制不住会多想，去查看与艾滋病相关的各种信息，晚上也睡不着，这样情绪更加烦躁，有时还会对我老公发脾气，事后又后悔。现在情绪真的是不好，脑子里总是停不下来会想各种事情，我不希望继续这样，有什么办法吗？

【答疑解惑】

这位女士半个月前有喉咙发痒、干咳；后来，这两种症状消失了，却变成了喉部的哽住感。之前已经有几家医院给她做过详细检查，排除了艾滋病病毒感染，只是普通感冒。其实，她的喉咙哽住感已经不是感冒的症状了，而是情绪反应的一种身体表现方式，她现在正处于焦虑状态。

【心理处方】

1. **自我评估**。可以在家里做一些心理测量，如广泛性焦虑量表（GAD-7）、抑郁筛查量表（PHQ-9）以及阿森斯失眠量表（AIS）等。根据自己评估后的结果，初步判断心理问题的严重程度，以便采取相应的措施。

2. **适当运动**。可以适当进行室内室外运动，比如在室内可以做平板支撑、仰卧起坐、跳绳、原地踏步、瑜伽等。适当运动可以让人精力更佳，情绪更舒缓。

3. **着陆技术**。这是一种心理调节技术，能把个人的注意力从内在思考转到外部世界。当脑中总是萦绕烦心的事情时，利用该技术可以将个人的思绪转向外界所听、所想、所感的事物，从而缓解焦虑。

4. **寻求帮助**。如果经过自己的努力调节，仍然感觉很烦躁，可以通过心理热线寻求专业人士帮助，必要时可以到医院精神科和心理科就诊。

着陆技术

"着陆"即接地气之意。着陆技术是众多情绪稳定化技术之一,是与当下链接的一种技术,常用于放松心情。具体操作如下:

1.以舒服的姿势坐着,不要交叉腿或胳膊。

2.慢慢地深呼吸。

3.看看周围,说出自己能看到但不会感觉困扰的5种物体,如"我看见了地板、墙上的画、一张桌子、一把椅子、一只鞋"。

4.慢慢地深呼吸。

5.说出自己能听到但不会感觉困扰的5种声音,如"我听到一个女人在说话,听到自己的呼吸声、关门声、打字声、电话铃声"。

6.慢慢地深呼吸。

7.说出自己能感觉到但不会感觉困扰的5件事情,如"我能用手感觉到这个木质的扶手、鞋子里面的脚趾头、背靠在椅子上、在我手里的毛毯、我的双唇紧贴在一起"。

8.慢慢地深呼吸。

9.说出自己能看到但不会感觉困扰的5种颜色,如"我坐的地方能看到5种颜色,有蓝色、黄色、绿色、红色和紫色"。

(禹华良)

44

别人的帮助和安抚能缓解自己的不安和痛苦吗?

名人名言

> 人就像藤萝,他的生存靠别的东西支撑,他拥抱别人,就从拥抱中得到力量。
>
> ——[英国]亚历山大·波普

【案例链接】

我接到一个咨询,求助者刘先生,38岁,是一名公务员,也是一名医务人员的丈夫。听到他声音的那一刻,我感觉他应该是那种国字脸、留着寸头的憨憨的中年男人,下面是我们的故事。

治疗师:"您有什么想跟我说的吗?"

刘先生:"我今年38岁,是一名公务员。我的妻子被派到外地支援工作,她上车那一瞬间,我学着别人家的老公那样,对她大喊'老婆,你回来以后家务我全包了'。然后,她笑着哭了。我也用笑掩饰了自己的哭泣,男人有泪不轻弹。现在1个月过去了,可她至少要5个月才回来,她在那边工作一定很辛苦。我现在一个人在家感觉蛮困难的,情绪也挺复杂,我怀疑自己会不会心理崩溃。"

刘先生:"我家有两个小孩,大的14岁,小的3岁。以前都是我老婆和我妈带孩子做家务。最近几天,我妈身体不舒服,两个孩子都要我管,老大处于青春期,跟我沟通也少了,老二经常哭闹着要妈妈。我每天要做三顿饭,发现老婆以前真的太不容易了!我觉得自己1个月前对老婆的承诺做不到了,我有时候甚至连家都不想回。这个阶段,我工作也特别忙,而且要保持英勇丈夫的形象,心里的苦闷也不好意思跟别人说。我老婆每次打电话回来时声音都很疲惫,我也真的很担心我老婆,所以我不能把我这里的情况跟她说。这几天睡觉也不安稳,我太难过了。"

治疗师:"这确实不是一般人能承受的,一个人照顾两个孩子,还得担心老婆。您能把这些和我说出来,是很重要的。您当时对老婆的承诺是您对她的爱,而现在您需要真正认识到自己的困难、情绪和难处,这样才能继续支撑下去。

【答疑解惑】

刘先生的焦虑不安和睡眠问题是个体在压力适应过程中的常见表现。当一个人短时间内突然要面临多重压力,惯常的生活方式被打破时,压力适应过程中常表现为警觉性增高,比如心慌、出汗等,情绪上变得敏感、脆弱,脾气大。当能有效应对或外在压力减轻时,个体则可重新建立心理平衡。如果应对无效,持续存在的压力则通过神经、内分泌、免疫系统间的相互作用而导致各种心身障碍。

担忧妻子、照顾孩子、家务劳动、工作压力、母亲生病,短时间内突然累加的压力打破了刘先生原有的心理平衡状态。情绪不稳定、睡眠质量变差是压力过载的信号,提醒刘先生要及时调适,建立新的适应状态。刘先生虽然觉得自己快要崩溃,但依然能够幽默地表达和深刻地体会老婆的不容易。刘先生目前的心理功能保持良好，母亲的病情开始好转，家庭压力可能会减轻，只要他积极寻求社会支持，充分调动外在和内在的各种资源，调整好情绪，基本可以恢复到之前的状态。

【心理处方】

1.**接纳情绪，适当宣泄。** 在面对压力时，暂时的焦虑、烦躁、无力感和逃避都是正常的心理反应。刘先生可以通过打电话、写日记、找朋友等方式表达和宣泄情绪。多鼓励自己，要了解再坚强的硬汉也可以柔情似水，向生活暂时投降，歇一歇，哭一哭。

2.**进行有效的沟通。** 家里的大孩子处于青春期，或许也不懂得如何处理自己的情绪，也许和爸爸一样被突如其来的家庭变故所困住了。因此，孩子和刘先生一样需要心理方面的支持。当孩子知道爸爸也在应对困境的时候，也许就会发现自己可以为家庭出点力，一起来照顾家庭。因此，这里需要有效地看见家里人的需求，包括刘先生自己的需求，情绪被看见了，大家才能团结在一起，调整到新的平衡状态。

3.**运动与正念放松训练。** 运动和正念放松训练都已经被证明是有效的处理情绪的方式。适度运动有助于减压、改善情绪、加深睡眠。每天给自己一点时间进行正念或放松练习，对稳定情绪和缓解压力有很大的帮助。刘先生也许每天都在焦头烂额地应付家务，但其实更消耗心力的是他的焦虑、烦躁不安情绪，而不是工作和家务本身。所以刘先生可以每天给自己片刻宁静的时间来进行运动和正念练习，等安静下来以后就会发现家务也是对老婆和孩子们的爱，而不是一种负担了。

4.**专业支持。** 如果情绪和睡眠问题持续存在，建议寻求精神科或心理医生的专业帮助，必要时也可以使用药物来改善。

刘先生可以表达出积压在心里的情绪,释放一些情绪的张力,这样就会有一些空间来处理家里的事情。还有,心理医生也可以帮助刘先生去理解孩子们在青春期的特点,缓和家庭关系中的"紧绷感"。

小贴士

支持性心理治疗

支持性心理治疗是指以精神支持为主要内容的心理治疗方法。其以支持为主,帮助来访者发挥潜在资源和能力,应对困境,度过危机。它是一种基本的心理治疗方法,其原则在各种治疗模式中都可以采用。其主要采用如下基本技术。

1.倾听。倾听来访者内心的痛苦与烦恼,可产生情感宣泄的作用。让对方把压抑的情绪尽可能在安全的、被保护的环境里倾诉发泄。

2.解释与建议。有针对性地对来访者的问题进行解释,并提出解决问题的建议。

3.鼓励与保证。对来访者潜在的优势、长处进行积极鼓励,充分激发来访者的潜在能力,提高其应对危机的信心。在治疗师的专业能力范围内可以做出适当保证。

4.合理化和重构。帮助来访者从不同的角度看待事物,告知其所经历的感受是正常的、没有对错之分。

5.调动和善用资源。帮助来访者审查自身内在的或外在的各种资源,并加以充分利用,鼓励来访者接受来自家人、朋友、社会或各种机构的支持和帮助。

（叶敏捷）

45

清新的音乐可以使人获得安宁和愉悦

【案例链接】

王小姐从事的行业在当前的经济形势下受到重创,本来公司计划下半年涨工资,可现在公司可能面临着倒闭,她不知该怎么办,心口堵得慌。回老家过年,又听闻父亲身体不好,看到父母愁眉不展,王小姐也没有跟他们说,就自己扛着,她不允许自己倒下。她依靠自己做了很多事情,刚还完大学贷款。生活好不容易对她露出了笑容,如今又要让她面对生活的困难。王小姐突然觉得好累,心情很差,大哭一场,觉得要坚持不下去了,无力又孤独。

【答疑解惑】

王小姐的心慌、孤独以及崩溃想哭是焦虑抑郁的情绪和生理表现,这与她惯常的生活方式和平衡被打破所引起的压力反应有关。情绪的变化是环境事件、认知过程和生理状态相互作用的结果。原本公司要给她涨工资了,但现在公司面临倒闭,她也面临失业的风险,父亲身体又不好,多重压力会冲击原有的心理平衡状态。心慌不安和情绪敏感往往也是这种内心失控感的表现。

王小姐虽然常会心慌不安、情绪低落、觉得很累、想哭,但这是正常的情绪反应,自身也能理解情绪不安的原因,能积极地寻求帮助。原来工作表现突出,提示王小姐有很好的自身素质,通过积极调适可以较快地改善情绪。

【心理处方】

1.自我评估与获得支持。可以用广泛性焦虑量表(PHQ-9)、抑郁筛查量表(GAD-7)进行自我评估,了解自身焦虑、抑郁情绪的严重程度。向家人和朋友、心理咨询热线等倾诉和寻求支持;如焦虑、抑郁等症状明显,积极寻求专业医生的帮助。

2.寻找音乐资源。王小姐喜欢听音乐,可以选择音乐来陪伴和疗愈自己。因为明确知道最近的情绪是烦躁、焦虑、孤独、无力等,所以可以选择清新的音乐来进行调节,帮助释放积聚压抑的情绪,调节交感神经系统和副交感神经系统的平衡。建议可以听一些轻音乐,如《星空》《清晨》《忧伤还是快乐》《出埃及记》《瓦尼莎的微笑》等,它们有舒缓焦虑、抑郁的作用,也有助眠的作用。还有些人喜欢听用古琴等中国古典乐器演奏的音乐,让自己的心情平缓放松,可以配合正念练习来放松。

3.调动自身资源。可以适度运动。如果环境适宜,还可以借助绘画、舞蹈等放松的方式来觉察自己和调整情绪。

4.主动宣泄情绪。情绪的宣泄需要倾听、接纳和理解,让她可以说出来,承认自己现在确实遇到困难了。虽然我们的倾听无法帮她改变一些事实,比如爸爸生病、自己可能面临失业等,但是我们的倾听仍然是有效的,当她释放出一些负面情绪时,也许会跳出现在的视角,以更广阔的视角去看待自己的经历。

❤ 小贴士

音乐治疗

音乐治疗是指将音乐或音乐相关体验作为治疗疾病或促进身心健康的方法。大量实验研究结果表明，主导音乐活动主要是大脑右半球的功能，许多情绪和行为由大脑右半球控制。音乐治疗的特点在于对大脑右半球有着直接而明显的影响，音乐的交流或传递作用能沟通人的内心世界，进而调节情绪或行为。

音乐治疗运用声音、节奏、旋律与和弦等，通过一定的程序，达到建立和促进交流学习、调动积极性、自我表达、促进和谐等相关目的，从而满足身体、情绪和认知上的需求。该方法可以激发潜能，恢复个体机能，让受助者身心可以得到更好的整合，最终使生活状态得到改善。

我们每个人都可以存放一些备用音乐以调和情绪。当烦躁、焦虑等非常多的复杂的情绪一起涌来时，可以用清新的音乐安抚和稳定身心，去觉察和探索，也可以在音乐中一一地展现困难，宣泄负面情绪，最后整合所有困难，给自己呈现正向积极的画面，补充能量。

（叶敏捷）

46

认知行为疗法如何消除误解和不安?

【案例链接】

　　养蜂人刘某在养蜂房内结束了自己的生命。刘某原计划在春暖花开时收获蜂蜜。但是一次突如其来的地震导致村子道路不通,他无法及时带着蜜蜂转场,而维持蜜蜂生存需要的饲料糖也运不进来。蜜蜂只能采食已经被打上农药的油菜花,导致大批蜜蜂死去。蜜蜂死了六七大桶,密密麻麻,都拖不出来。原本200箱蜜蜂最后只合并成32个残弱的蜂群,损失几十万元。刘某的父亲认为儿子可能因为蜜蜂死亡损失大,想不开才走了极端。

【答疑解惑】

　　地震给社会经济发展带来极大的损失,学校倒塌、工厂倒塌、家庭分崩离析。有的人虽然幸存下来,但是身体遭受巨大损伤;有的人家人已经不在,孑然一身存活于世上;有的人这些年的基业全部毁了。对此,有的人郁郁不振,有的人则感恩命运让自己发现了存活的意义,重振旗鼓。

同一个事件，同一段经历，每个人有不同的反应方式，为何如此？——这与他们内心的思维过程有着紧密的联系。

我们每天看到的、听到的，都是由内在想法、思维、态度决定的，是我们"主观选择"的内容。我们内心对一些人、事、物的看法一旦确定了，就会自动地对出现的事件进行分析，并做出判断，进而引起情绪的变化，呈现行为的结果。

分析来看，养蜂人刘某之所以会走向极端，关键的因素是对现实的绝望，他认为自己陷入了死胡同，问题无法解决，十分痛苦，因此选择自杀，结束生命。其实，我们的想法决定了我们看待世界的态度，只有调整我们的认知，才能够改善情绪和行为。

【心理处方】

1. 明确你的 ABC。ABC 分别代表三者，A 为遇到的事件，C 为因这个事件导致的情绪困扰和不适的行为，B 是两者之间不合理的信念。不合理的信念 B 有三个特点：①将事情绝对化，即"一定是如何"等；②将想法过分概括，以至于很笼统；③将事情想得糟糕至极、一塌糊涂等。

2. 与不合理的信念进行辩论。这通常需要与心理咨询师一起进行。心理咨询师通过具有挑战性和质疑性的苏格拉底式提问对不合理的信念进行辩论，内容紧紧围绕求助者信念中非理性的部分，以此来打破原先的不合理的信念。

3. 合理情绪想象技术。这通常也需要心理咨询师一起进行。心理咨询师首先让求助者想象进入产生过不适当情绪反应的场景中，让他体验到强烈的负性情绪反应；然后帮助求助者调整这种不适当的情绪体验，使他体验到适度的情绪；最后停止想象，让求助者讲述他的情绪、思维变化的过程。如果有改变,心理咨询师应予以强化。

小贴士

合理自我分析报告

世上没有不会郁闷的人,关键要掌握驱除郁闷的方法。面对生活的变化,自己拥有乐观的信念与态度,才是最重要的。你可以尝试使用以下合理自我分析报告来改善自己的情绪。

基本步骤	具体分析
事件A	例如:地震让我失去了双脚
情绪C	例如:非常恐慌、焦虑
信念B	例如:我失去双脚,以后的日子没法过了
驳斥D	例如:请用客观数据或事实说明失去双脚就没法生活了
新观念E	例如:虽然失去了双脚,但是我仍然能够坐在轮椅上,到达我想去的地方;我仍然有一双手,可以好好生活

(于恩彦　白　璐)

47

解决实际问题能使人心安

名人名言

> 有些人认为找出问题是最难的事,而另外一些人则认为制定解决方案是拦路虎。对许多人来说,作出有关解决问题的方法的决策是一大障碍,而其余人则由于担心出现未知的因素而不肯把选定的解决方案付诸实施。
>
> ——[英国]凯特·姬南

【案例链接】

急诊内科的一位主治医生在结束连续12小时工作后出现了持续性牙痛,并且睡眠及进食受到影响。但是,他第2天仍要继续工作9小时。由于急诊部门患者多、工作分工较为明确,他难以找到替代他上班的人。在休息不好、吃不下饭的情况下,他咬牙坚持,但在第2天的工作结束后,他感到牙痛加剧,进而出现头痛、全身虚脱的症状,即使服用2种止痛药也无法缓解,他非常难过,担心自己的情况会影响工作。

妻子劝他:"这么痛,必须休息,跟领导申请让其他医生来出门诊吧。"

他回答:"门诊少我一个,就需要其他医生加倍时间工作。我是医生,治病救人是我的使命,不面对患者,怎么对自己交代?医院牙科专家判断,只有口腔外科钻开牙髓减压才能止痛,但这就意味着要请假,真的感觉太难了,我心理压力非常大。"

【答疑解惑】

急诊医生的临床一线工作紧张忙碌、事务繁多,他们往往不愿意或抵触接受心理援助,不像其他患者群体会主动求医。他们深知,在急诊门诊当班、医院人手不充足期间,请假休息会给科室及同事带来较大的压力,所以该医生在牙髓炎如此严重的情况下,依然选择坚持,最后因为身体和心理都无法承受而选择求助。

在这种情况下,如果不及时处理急性躯体问题,焦虑、抑郁、自责等情绪就会进一步加重,提供再多的心理治疗技术都无济于事。

对该急诊医生进行一定的心理疏导后,再跟他讨论备选方案。方案一是服药保守治疗,但无法坚持工作;方案二是与同事协商调休,到口腔科接受治疗,治疗后投入工作;方案三是暂时不做决定,征求领导意见,但牙齿问题无法解决。最终,我们在对他进行心理疏导后帮助他做出决策,选择方案二,争取治疗后继续工作。于是,帮助其协商夜班及休息日后立即联系口腔外科,在口腔外科团队的帮助下,成功治愈。该医生的心理得到极大的安慰之后,焦虑、失眠等症状都得到显著改善。

有时,问题解决的方式似乎很简单,但是临床医护人员需要考虑到方方面面。帮助临床一线医护快速有效地解决躯体疾病的实际问题,才能缓解其身心痛苦,使其恢复良好的工作状态。一次由牙痛急发引起的心理危机,通过解决实际问题,就这样快速有效地解决了。

【心理处方】

1.对临床一线医务人员的心理支持应当围绕"恢复工作"开展，以有利于保持良好、持续的工作状态为唯一原则，一切从实际出发，选择个性化方法，不夸大心理治疗的作用，加强对实际问题的解决。灵活使用各种治疗方法，以快速、实用为原则，针对有代表性的心理问题进一步实施个别心理治疗。

2.倡导心理自助和求助组织两个途径，运用团体心理辅导和个别心理治疗两种方法，提倡每天做两件愉悦自我的兴趣爱好，每天至少与两位同事交流、与两位亲友聊天，学会两种适当表达情绪的方式，避免压抑或不恰当的情感表达。

♥ 小贴士

解决实际问题疗法

解决实际问题疗法是一种以科学原理为基础的治疗方法，是处理生活压力、减轻压力对情绪和生活的负面影响的技能。通过认知和行为干预理论，引导人们通过多种策略和方法来应对困难，主动解决日常问题，有效地解决问题，这样会给我们带来乐观、希望、自信、自尊，改善心理健康状况，增强生活总体满足感。

解决问题的风格可分为逃避型、冲动型、理智型。

而理智型的解决问题的风格能更好地解决问题：

1.有全面性的计划和有意图性的系统性计划。

2.会针对一个问题搜寻信息和事实。

3.正确地识别阻碍，并设置可实现的解决问题的目标。

4.提出各种可行方案,权衡利弊,并且在分析过程中提出最有效的解决方案。

（林　铮）

48

物理治疗也可以帮助舒缓心理问题

名人名言

大自然治病，医生只是助手。

——［古希腊］希波克拉底

【案例链接】

　　我喜欢户外活动。在紧张繁忙的工作之余，总要约上三五好友，走出家门，一道去跑步、爬山，在欣赏美景、享受美食的同时，感受运动带来的大汗淋漓的快感。但我也喜欢抽烟，我觉得抽烟可以调节情绪，人生路途总是磕磕绊绊，遇到不顺心的事情时总想找个角落连续抽几支，感觉心情愉悦不少。我觉得抽烟可以让我在虚无缥缈的青烟中激发灵感；在一些尴尬和紧张的场合，抽烟可以掩饰我的窘态，放松心情。久而久之，抽烟成了习惯，我经常会在无意识中点上一支香烟。然而，这个习惯也渐渐地让我付出了沉重的代价。我感冒后咳嗽的时间越来越长了，每年冬春季都频繁咳嗽、咳痰。起初，我还能坦然处之，每天吃好、喝好、睡好。但随着烟瘾越来越大，咳嗽、咳痰的症状进一步加重。慢慢地，我开始出现爬楼梯后气喘、快走后气喘，严重时嘴唇都开始发紫了，情绪也变得越来越焦躁不安，不敢负重，不敢上楼梯，连最喜欢的户外运动也越来越少了，更别谈出远门了。可是运动、活动限制后，气促症状越来越重，焦躁和抑郁也越来越严重。夜间还出现了失眠，不敢熟睡，晚上睡不好,白天更焦躁,活动后气促症状更明显,这就像进入一个"死循环",使我疲惫不堪。医院肺功能检测结果说我患有轻度慢性阻塞性肺疾病,而我之所以症状较重,很大程度是因为对疾病的心理负担过重。我也在互联网上咨询过医生,他们教了我一些自我调整情绪的方法,感觉自己焦躁的状态稍微好转,但还是会心神不宁,睡觉也不踏实。

【答疑解惑】

慢性阻塞性肺疾病是一种具有气流受限不完全可逆,且呈进行性发展的肺部疾病,它的发生与肺部对有害气体的异常炎症反应有关。随着病情反复发作、急性加重,患者肺功能逐渐下降,在日常活动甚至休息时也会感到气短。已经发现的危险因素包括吸烟、粉尘和化学物质的吸入、呼吸道感染等。此类患者通常存在呼吸肌无力、耗能增加和活动能力减退,且由于长期处于氧供不足状态并存在活动后气促,易出现烦躁不安、精神紧张、睡眠障碍,甚至产生焦虑、抑郁等负性情绪,生存质量严重受影响,而焦虑、抑郁情绪会使全身肌肉的耗氧量增加,机体供氧不足的情况加重,又使负面情绪进一步加重,形成恶性循环。

出现上述情况,除积极预防急性发作、预防感染外,还可以通过学习一些放松方法缓解压力、降低机体氧耗、调节情绪、改善睡眠等。如果负性情绪症状持续,无法自我缓解,建议尽早寻求精神科医生或心理咨询师的帮助。

【心理处方】

1. 日光浴。太阳是万物生长之源,因为有了阳光,才有了地球上生机勃勃的万物。趁阳光明媚,走出家门,尽情享受大自然的馈赠。

2. 温水浴。这是一种水疗法。睡前半小时温水浴15~20

分钟,有助于缓解紧张情绪,提高睡眠质量。根据个人喜好也可以加入一些芳香剂、中草药,效果会更佳。

3. 磁疗法。可以起到缓解精神压力、延长睡眠时间、增加睡眠深度等作用。最常用的有贴敷法,将磁片贴敷于体表皮肤特定穴位或固定于有关佩戴物(如腰带、帽子等)上。

4. 中医体操。五禽戏、八段锦、太极拳等中医体操都有强身健体、缓解压力、改善睡眠的作用,可以适当练习。

♥ 小贴士

物理治疗

物理治疗自古就存在,其历史可以追溯到古希腊时期。希波克拉底和盖伦被西方国家认为是最早使用物理治疗的医生,他们提倡使用西式按摩、手法、水疗法、热疗法等来治疗患者。严格来说,中国也传承了许多物理治疗的方法和手段,如针灸、热敷、推拿,以及五禽戏、易筋经、八段锦、太极拳等。

物理治疗可以分为两大类:一类以功能训练和手法治疗为主要手段,称为运动治疗或运动疗法;另一类以各种物理因子(声、光、冷、热、电、磁、水等)为主要手段,称为理疗。物理治疗除可以舒缓心理问题外,还可以改善慢性阻塞性肺疾病患者的肺功能和运动功能,如高频电疗法可以促进肺部炎症的吸收,有氧训练/中医体操可以促进机体功能的恢复,这些方法都有助于促进患者康复,使其更好地回归家庭和社会。

(叶祥明　田　亮)

运动可以让你快乐

　　身体教育和知识教育之间必须保持平衡。体育应造就体格健壮的勇士,并且使健全的精神寓于健全的体格。

　　　　　　　　　　　　　　　——[古希腊]柏拉图

【案例链接】

　　我是医院的一名护士长,一个月前在处理患者伤口时感染了艾滋病病毒。当我得知时,感觉整个人都崩溃了。我是不是治不好了? 我是不是命不久矣? 我很苦恼,感觉全身没有力气,整天躺在病床上,感觉周身不适,脖子不舒服,腰酸背痛。我平时胃口很好,而现在胃口也不好了。更严重的是,我感觉我的思维和反应也没有以前那么敏捷了。单位领导过来慰问,我居然叫不出领导的名字。一天早上,领导打电话来,我语无伦次地说了一堆,毫无逻辑。我真的很苦恼! 作为一名资深护士长,我在痛苦的同时也感到很愧疚。

　　主任和我说:"其实有时候是你自己把自己封闭起来,你有没有尝试做一些运动,比如参加一些集体舞蹈或中医操训练,让自己快乐起来呢?"

　　我不爱运动,从来没想过运动能赶走我的痛苦,我每天想的就是我是不是治不好了? 我每天能做的就是躺在床上思前想后,真的非常后悔当初选择了护士这个职业,如果不当护士,我也不会被感染,我十分后悔。

【答疑解惑】

这位护士长在护理工作中不幸感染了艾滋病病毒,心里自然非常恐惧,会产生一系列想法和担忧,如"万一病情严重,治不好怎么办?""万一不幸离世,家人怎么办?""孩子、丈夫、父母怎么办?"等等,这些都是正常人所具有的心理反应,有些人甚至产生较为严重的心理问题,出现精神症状。对于这样的情绪反应,一般以心理疏导加辅助训练为主,如运动可以有效地促进大脑分泌多巴胺、内啡肽等物质,它们都属于人体的"快乐因子"。这些物质能够缓解人体的不适感,让大脑产生愉悦感,缓解压力。运动还能使皮质醇含量降低,增强人的记忆力;能使心理处于健康的状态,增强社会适应能力。

【心理处方】

1.**对疾病有正确的认知。**了解艾滋病的传播途径和治疗方法等。

2.**接纳自己的负性情绪。**每个人患病后会出现或多或少的负性情绪,我们要合理地面对和认可这种情绪的出现,了解它是针对压力的一种正常反应,千万不要因为这种情绪的出现而陷入更加苦恼的状态。

3.**有氧运动。**简单的锻炼方式有参加集体舞蹈或中医操训练等,尽情享受舞蹈带来的快乐。如果医院配备有跑步机、动感单车等,可以选择这些项目;也可以选择原地慢跑、原地半高抬腿、跳绳、踢毽子等有氧运动。这类运动需要每天坚持,强度不用很大,以半小时左右为宜,微微出汗即可。

4.**适当的力量性训练。**除有氧运动以外,建议每天搭配适当的力量训练。可以使用杠铃等设施设备来锻炼,也可以将其他有重量的物品作为力量训练工具,还可以利用自重做一些有助于核心稳定的运动,比如平板支撑、俯桥、仰桥、侧桥等动作。

5.心理疏导。建议寻求心理医生的帮助。

♥小贴士

有氧运动

有氧运动是指任何富有韵律的运动,其运动时间较长(约15分钟或以上),运动强度在中等或中上(心率在最大心率值的60%~80%)。有氧运动是一种恒常运动,是持续5分钟以上还有余力的运动,如游泳、慢跑、踏自行车等。其要领和尺度如下。

1.每次运动前需要有热身过程,即准备活动,活动关节和韧带,拉伸四肢和腰背肌肉。然后从低强度运动开始,逐渐进入适当强度的运动状态。身体开始微微出汗是热身活动目的达到后的一个重要标志。

2.接近而不超过"靶心率"。一般来说,靶心率的数值为"170—年龄"。可以控制合适的运动强度,在运动时,可以自己随时数脉搏次数,将心率控制在110次/分以下。

3.自我感觉是掌握运动量和运动强度的重要指标,包括轻度呼吸急促、感到心跳有点加速、周身微热、面色微红、津津小汗等,这些表明运动适量;如果有明显的心慌、气短、胸口发热、头晕、大汗、疲惫不堪等,则表明运动超限。

4.后发症状即运动过后的不适感觉,也是衡量运动量是否适宜的尺度。一般人在运动之后,可有周身轻度不适、疲倦、肌肉酸痛等感觉，休息后很快会消失，这是正常现象。如果症状明显，感觉疲惫不堪、肌肉疼痛，而且一两天内不能消失，说明下次运动要减量了。

5.放松与热身有同样的作用，运动目的达到后应该有5～10分钟的放松，逐步减小运动强度，慢慢地恢复到安静状态。

（叶祥明　周　亮）

50

阅读如何助力心理康复?

【案例链接】

　　我曾看过二战时期的一张照片。时值英国伦敦被轰炸,荷兰屋图书馆被炸得残垣断壁、砖石满地。但是,硝烟还未散去,就有三位绅士在尚未倒塌的书架前翻捡书籍。一位绅士手插口袋,仰视书橱,似乎在寻找什么书。一位靠近书橱,右手摸着书籍,似乎在犹豫挑哪一本。另一位则双手捧书,专注阅读。他们处变不惊、泰然自若的样子组成一幅震撼人心的废墟读书图。

【答疑解惑】

　　战争会给人躯体和心灵都留下巨大的创伤。与死亡近距离接触让人感到恐惧、彷徨又无能为力。面对战争的创伤,案例中三位绅士的淡定从容让我们相信阅读是一剂良药,让我们从孤独到温暖,哪怕罹患重病、与世隔绝,都能从书中找到相似的经历和心灵的慰藉。

【心理处方】

悲伤愤怒时，不妨读一读史铁生的《病隙碎笔》。作者在书中有过这样一段描述："生病的经验是一步步懂得满足。发烧了，才知道不发烧的日子多么清爽。咳嗽了，才体会不咳嗽的嗓子多么安详。刚坐上轮椅时，我老想，不能直立行走岂非把人的特点搞丢了？便觉天昏地暗。等到又生出褥疮，一连数日只能歪七扭八地躺着，才看见端坐的日子其实多么晴朗。后来又患'尿毒症'，经常昏昏然不能思想，就更加怀念起往日时光。终于醒悟：其实每时每刻我们都是幸运的，因为任何灾难的前面都可能再加一个'更'字。"看到这些文字，你是否不再为自己得病而感到悲伤。

心情低落时，不妨抄上一段黄庭坚《寄黄几复》的诗句勉励自己——"桃李春风一杯酒，江湖夜雨十年灯"。即使眼前凄风苦雨，与好友天各一方，时常怀想往日饮酒、观景、畅谈的乐事，那些曾经的美好是否能够带来些许慰藉？

无所适从时，不妨翻一翻《鼠疫》。一场瘟疫，一群惊慌失措的人。那些曾经的故事、曾经的岁月、曾经的人生，或许能给当下茫然不知所措的我们带来更多现实的启迪。

由此，我想明白了一个道理。世间的伤害可分为身体伤害和精神伤害两种，对前者无可奈何，而后者却是一个相对的概念。这就是为什么苏东坡屡遭贬谪，却能越挫越勇，直至写出《念奴娇·赤壁怀古》。

面对挫折和磨难，我们自有阅读这一剂良药、书本这个温暖的被窝，乐得酣睡在寒风中。

念奴娇·赤壁怀古
苏轼

大江东去,浪淘尽,千古风流人物。

故垒西边,人道是,三国周郎赤壁。

乱石穿空,惊涛拍岸,卷起千堆雪。

江山如画,一时多少豪杰。

遥想公瑾当年,小乔初嫁了,雄姿英发。

羽扇纶巾,谈笑间,樯橹灰飞烟灭。

故国神游,多情应笑我,早生华发。

人生如梦,一樽还酹江月。

（朱　逸）

后 记

《心理危机康复处方》在历经 5 年多呕心沥血的撰写、修订等之后，终于要面世了。这本书的面世是偶然，也是必然。

偶然的是，出版社一位老师正编辑一本关于如何应对各种压力的书，书中充满自信、积极向上的态度，可当作"能量加油站"。这位老师试探性问我，能否编一本心理康复方面的书，为处于心理危机状态者提供心理康复指导。

心理康复指导内容的编写者必须是精神心理方面的专家，我没有当场回答，但认真记在心里。第二天一早上班，我就把出版社的需求向时任浙江省肿瘤医院党委书记于恩彦教授汇报了，他是国内知名的心理专家。于教授听后，当场表态可以牵头。他表示，写一本关于普适的干预和应对心理危机的书，不仅可以用于处置突发公共事件后的心理危机，而且可用于干预各类重大生活事件后的心理危机。于是，这个桥梁就算搭起来了，出版讨论群和编写讨论群分头行动。

必然的是，无论是突然降临的生活危机，比如地震、海啸、传染性疾病，或是离婚、丧偶、丧亲等，都会造成不同程度的心理创伤，可能引发不同程度的无助感、无力感、恐惧感、焦灼感、失眠、头晕等。令人难以承受的感受若不及时化解，可能造成各种心身问题,给健康和生活带来长期的消极影响。因此,根据实际案例,撰写和编辑通俗易懂的心理危机康复处方,科学指导大家结合自身状况做心理调适,就十分有必要了。从这个角度讲,即使这位编辑老师不提议,于教授他们必然也会考虑到这方面的社会需求,撰写同类的书籍为广大民众提供指导。

在这里,于恩彦教授牵头,带领各位专家将对专业的精深理解和浙江大学出版社张鸽老师对科普书籍深入浅出的要求融合在一起,经过反复斟酌出版本书,也就是自然而然、顺理成章的事情了。

希望本书的出版能帮助读者科学地应对生活、工作中的各种心理危机。

是以为记。

朱真伟

2025 年 4 月

图书在版编目（CIP）数据

心理危机康复处方 / 于恩彦，叶祥明主编. -- 杭州：
浙江大学出版社，2025. 7. -- ISBN 978-7-308-26159-3

Ⅰ. R493

中国国家版本馆 CIP 数据核字第 20256P48N4 号

心理危机康复处方

于恩彦　叶祥明　主编

责任编辑	张　鸽
责任校对	季　峥
封面设计	黄晓意
出版发行	浙江大学出版社
	（杭州市天目山路148号　邮政编码310007）
	（网址：http://www.zjupress.com）
排　　版	杭州晨特广告有限公司
印　　刷	浙江省邮电印刷股份有限公司
开　　本	880mm×1230mm　1/32
印　　张	6.25
字　　数	135千
版 印 次	2025年7月第1版　2025年7月第1次印刷
书　　号	ISBN 978-7-308-26159-3
定　　价	49.00元